Infectologia
NAS EMERGÊNCIAS PEDIÁTRICAS

Série Atualizações Pediátricas

- Adolescência e sexualidade – visão atual *(2016)*
- Atualização em alergia e imunologia pediátrica: da evidência à prática *(2016)*
- Do pediatra ao endocrinologista pediátrico: quando encaminhar *(2016)*
- Pediatria ambulatorial: da teoria à prática *(2016)*
- A saúde mental na atenção à criança e ao adolescente: os desafios da prática pediátrica *(2016)*
- Atualizações em terapia intensiva pediátrica – 2ª Edição *(2014)*
- Doenças pulmonares em pediatria: atualização clínica e terapêutica *(2014)*
- Hematologia e hemoterapia pediátrica *(2013)*
- Obesidade no paciente pediátrico: da prevenção ao tratamento *(2013)*
- Otorrinolaringologia para o pediatra – 2ª edição *(2013)*
- Odontopediatria para o pediatra *(2013)*
- Imunizações em pediatria *(2013)*
- Oncologia para o pediatra *(2012)*
- Gastroenterologia e hepatologia na prática pediátrica – 2ª edição *(2012)*
- O recém-nascido de muito baixo peso – 2ª edição *(2010)*
- Oftalmologia para o pediatra *(2010)*
- Emergências pediátricas – 2ª edição – revisada e ampliada *(2010)*
- Atualidades em doenças infecciosas – manejo e prevenção *(2009)*
- Organização de serviços em pediatria *(2008)*
- Reumatologia para o pediatra *(2008)*
- Terapia intensiva pediátrica *(2007)*
- Hematologia para o pediatra *(2007)*
- Tópicos atuais em nutrição pediátrica *(2004)*
- Alergia e pneumologia *(2004)*
- Endocrinologia pediátrica *(2004)*
- Segurança na infância e adolescência *(2003)*
- Sexualidade e saúde reprodutiva na adolescência *(2001)*

O presente livro passou por criterioso processo de revisão científica e textual pelos coordenadores, editores e produtores. No entanto, ainda assim, está exposto a erros. Caso haja dúvida, solicitamos ao leitor entrar em contato com a SPSP.

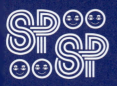

Sociedade de Pediatria de São Paulo
Departamento de Infectologia

Infectologia
NAS EMERGÊNCIAS PEDIÁTRICAS

Coordenadores

Silvia Regina Marques
Eitan N. Berezin

Série Atualizações Pediátricas

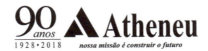

Sociedade de Pediatria de São Paulo
– Diretoria de Publicações –

Diretora: Cléa Rodrigues Leone

Membros: Amélia Miyashiro Nunes dos Santos, Antonio Carlos Pastorino, Antonio de Azevedo Barros Filho, Celso Moura Rebello, Gil Guerra Jr., Lilian dos Santos Rodrigues Sadeck, Luis Eduardo Procópio Calliari, Marina Carvalho de Moraes Barros, Mário Cícero Falcão, Ruth Guinsburg, Sonia Regina Testa da Silva Ramos e Tamara Beres Lederer Goldberg

Coordenadora Editorial: Paloma Ferraz

Assistente Editorial: Rafael Franco

EDITORA ATHENEU

São Paulo – Rua Jesuíno Pascoal, 30
Tel.: (11) 2858-8750
Fax: (11) 2858-8766
E-mail: atheneu@atheneu.com.br

Rio de Janeiro – Rua Bambina, 74
Tel.: (21) 3094-1295
Fax: (21) 3094-1284
E-mail: atheneu@atheneu.com.br

Belo Horizonte – Rua Domingos Vieira, 319 – Conj. 1.104

Produção Editorial: *Texto e Arte Serviços Editoriais*
Capa: *Equipe Atheneu*

CIP-BRASIL. CATALOGAÇÃO NA PUBLICAÇÃO
SINDICATO NACIONAL DOS EDITORES DE LIVROS, RJ

I36

Infectologia : nas emergências pediátricas / coordenação Silvia Regina Marques, Eitan N. Berezin. - 1. ed. - Rio de Janeiro : Atheneu, 2019.
: il. (Atualizações pediátricas)

Inclui bibliografia
ISBN 978-85-388-0893-0

1. Emergências pediátricas. 2. Infecção em crianças - Tratamento. I. Marques, Silvia Regina. II. Berezin, Eitan N. III. Série.

18-53158
CDD: 618.920025
CDU: 616-083.98-053.2

Meri Gleice Rodrigues de Souza - Bibliotecária CRB-7/6439

04/10/2018 11/10/2018

MARQUES, S.R.; BEREZIN, E.N. Infectologia nas emergências pediátricas. Sociedade de Pediatria de São Paulo – SPSP.

© Direitos reservados à EDITORA ATHENEU — São Paulo, Rio de Janeiro, 2019.

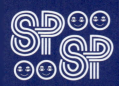

Sociedade de Pediatria de São Paulo
Departamento de Infectologia

Diretoria Executiva 2016-2019

Presidente: *Claudio Barsanti*
1º Vice-presidente: *Lilian dos Santos Rodrigues Sadeck*
2º Vice-presidente: *Marcelo Pinho Bittar*
Secretário-geral: *Maria Fernanda Branco de Almeida*
1º Secretário: *Sulim Abramovici*
2º Secretário: *Fábio Eliseo F. Alvares Leite*
1º Tesoureiro: *Mário Roberto Hirschheimer*
2º Tesoureiro: *Glaucia Veiga Corrêa*

Diretoria de Publicações

Diretora: *Cléa Rodrigues Leone*
Membros: *Amélia Miyashiro Nunes dos Santos, Antonio Carlos Pastorino, Antonio de Azevedo Barros Filho, Celso Moura Rebello, Gil Guerra Jr., Lilian dos Santos Rodrigues Sadeck, Luis Eduardo Procópio Calliari, Marina Carvalho de Moraes Barros, Mário Cícero Falcão, Ruth Guinsburg, Sonia Regina Testa da Silva Ramos e Tamara Beres Lederer Goldberg*

Coordenadora Editorial

Paloma Ferraz

Assistente Editorial

Rafael Franco

Coordenadores

Silvia Regina Marques
Infectologista Pediátrica. Presidente do Departamento de Infectologia Pediátrica da Sociedade de Pediatria de São Paulo (SPSP). Membro do Departamento de Infectologia Pediátrica da Sociedade Brasileira de Pediatria (SBP). Coordenadora do Departamento de Pediatria da Universidade de Santo Amaro (Unisa).

Eitan N. Berezin
Professor Titular de Pediatria da Faculdade de Ciências Médicas da Santa Casa de São Paulo (FCMSCSP) e Chefe do Setor de Infectologia Pediátrica da SCSP. Vice-Presidente do Departamento de Infectologia Pediátrica da Sociedade de Pediatria de São Paulo (SPSP).

Colaboradores

Aída de Fátima Thomé Barbosa Gouvêa
Mestre e Doutora pela Universidade Federal de São Paulo (Unifesp). Médica-Assistente e Professora Afiliada da Disciplina de Infectologia Pediátrica do Departamento de Pediatria da Unifesp.

Alfredo Elias Gilio
Professor Doutor do Departamento de Pediatria da Faculdade de Medicina da Universidade de São Paulo (FMUSP). Diretor da Divisão de Clínica Pediátrica do Hospital Universitário da USP. Coordenador da Clínica de Imunizações do Hospital Israelita Albert Einstein (HIAE).

Beatriz Marcondes Machado
Doutora em Pediatria pela Faculdade de Medicina da Universidade de São Paulo (FMUSP). Médica-Assistente da Divisão de Clínica Pediátrica do Hospital Universitário da USP.

Daniel Jarovsky
Pediatra e Infectologista Pediátrico pela Associação Médica Brasileira (AMB). Mestre em Ciências da Saúde pela Faculdade de Ciências Médicas da Santa Casa de São Paulo (FCMSCSP). Médico-Assistente da Unidade de Infectologia Pediátrica da SCSP. Médico da Equipe de Infectologia Pediátrica do Hospital Infantil Sabará. Médico Instrutor do Curso de Emergências Pediátricas do Hospital Israelita Albert Einstein (HIAE). Secretário do Departamento de Imunizações da Sociedade de Pediatria de São Paulo (SPSP).

Deborah Ascar Requena Perez
Médica Pediatra pela Faculdade de Medicina do ABC (FMABC). Infectologista Pediátrica pela Escola Paulista de Medicina da Universidade Federal de São Paulo (EPM-Unifesp). Título de Pediatra pela Sociedade Brasileira de Pediatria (SBP).

Eitan N. Berezin
Professor Titular de Pediatria da Faculdade de Ciências Médicas da Santa Casa de São Paulo (FCMSCSP) e Chefe do Setor de Infectologia Pediátrica da SCSP. Vice-Presidente do Departamento de Infectologia Pediátrica da Sociedade de Pediatria de São Paulo (SPSP).

Érica Regina Cruz Paulino
Médica do Pronto-Socorro Infantil do Hospital Santa Marcelina. Médica do Pronto-Socorro Infantil do Hospital Edmundo Vasconcelos. Médica do Ambulatório da Disciplina de Infectologia Pediátrica (CEADIPe) da Escola Paulista de Medicina da Universidade Federal de São Paulo (EPM-Unifesp). Pós-Graduada em Emergência Pediátrica pelo Hospital Israelita Albert Einstein (HIAE).

Fabiana Bononi do Carmo
Médica Infectologista Pediátrica da Escola Paulista de Medicina da Universidade Federal de São Paulo (EPM-Unifesp). Mestre em Ciências Aplicadas à Pediatria pela EPM-Unifesp. Membro do Departamento de Infectologia Pediátrica da Sociedade Brasileira de Pediatria (SBP).

Flávia Jacqueline Almeida
Mestre e Doutora em Pediatria pela Faculdade de Ciências Médicas da Santa Casa de São Paulo (FCMSCSP). Professora-Assistente de Pediatria da FCMSCSP. Médica do Setor de Infectologia Pediátrica da Irmandade da Santa Casa de Misericórdia de São Paulo (ISCMSP).

Giuliana Stravinskas Durigon
Médica Infectologista Pediátrica. Mestre em Medicina pela Faculdade de Ciências Médicas da Santa Casa de São Paulo (FCMSCSP). Doutora em Microbiologia pela Universidade de São Paulo (USP).

Helena Keiko Sato
Diretora Técnica da Divisão de Imunização do Centro de Vigilância Epidemiológica Prof. Alexandre Vranjac/CCD/SES-SP. Doutora em Pediatria pelo Departamento de Pediatria da Faculdade de Medicina da Universidade de São Paulo (FMUSP). Membro do Comitê Técnico Assessor do Programa Estadual e Nacional de Imunizações.

Heloisa Helena de Sousa Marques
Chefe da Unidade de Infectologia do Instituto da Criança do Hospital das Clínicas da Faculdade de Medicina da Universidade de São Paulo (ICr-HCFMUSP). Doutora em Pediatria.

Irene Walter de Freitas
Membro do Departamento de Infectologia da Sociedade de Pediatria de São Paulo (SPSP). Título de Especialista em Teratia Intensiva com Área de Atuação em Pediatria pela Sociedade Brasileira de Pediatria (SBP) e Associação Médica Brasileira (AMB). Médica do Instituto de Infectologia Emílio Ribas.

Marcelo Jenné Mimiça
Mestre e Doutor em Pediatria pela Faculdade de Ciências Médicas da Santa Casa de São Paulo (FCMSCSP). Professor-Adjunto da Disciplina de Microbiologia da FCMSCSP. Médico do Setor de Infectologia Pediátrica da Irmandade da Santa Casa de Misericórdia de São Paulo (ISCMSP).

Marcelo Otsuka
Pediatria pela Faculdade de Medicina da Universidade de São Paulo (FMUSP) e Infectologia Pediátrica Faculdade de Ciências Médicas da Santa Casa de São Paulo (FCMSCSP). Mestre em Pediatria. Pós-Graduação em Administração Hospitalar. Membro da SPSP. Membro da Sociedade Brasileira de Imunologia (SBI). Membro da International Immunocompromised Host Society (ICHS). Membro da Sociedade Europeia de Microbiologia Clínica e Doenças Infecciosas (ESCMID). Infectologista Pediátrico no Hospital Infantil Darcy Vargas e no Hospital Beneficência Portuguesa. Diretor Técnico de Saúde II do Hospital Infantil Darcy Vargas.

Marco Aurélio Sáfadi
Professor Adjunto de Pediatria da Faculdade de Ciências Médicas da Santa Casa de São Paulo (FCMSCSP). Presidente do Departamento de Infectologia da Sociedade Brasileira de Pediatria (SBP). Presidente do Departamento de Imunizações da Sociedade de Pediatria de São Paulo (SPSP).

Maria Augusta Junqueira Alves
Médica Especialista em Pediatria e Medicina Intensiva Pediátrica. Médica da Unidade de Terapia Intensiva Pediátrica e Emergências Pediátrias da Santa Casa de Misericórdia de São Paulo (SCMSP). Médica da Unidade de Terapia Intensiva Pediátrica do Hospital Infantil Sabará. Coordenadora Médica do Pronto-Socorro Infantil do Hospital Municipal São Luiz Gonzaga. Membro da Sociedade Brasileira de Pediatria (SBP) e da Sociedade de Pediatria de São Paulo (SPSP). Membro da Associação de Medicina Intensiva Brasileira (AMIB).

Maria Célia Cervi
Professora Doutora do Departamento de Puericultura e Pediatria da Faculdade de Medicina de Ribeirão Preto da Universidade de São Paulo (FMRP-USP). Infectologista Pediátrica pela Sociedade Brasileira de Pediatria (SBP) e Sociedade de Pediatria de São Paulo (SPSP). Chefe do Serviço de Infectologia Pediátrica do HC Criança da FMRP-USP. Membro do Departamento de Infectologia Pediátrica da SBP e SPSP.

Maria Isabel de Moraes Pinto
Chefe do Laboratório de Pesquisas da Disciplina de Infectologia Pediátrica, Professora-Adjunta Livre-Docente da Disciplina de Infectologia Pediátrica do Departamento de Pediatria da Universidade Federal de São Paulo (Unifesp).

Paula Andrade Alvares
Mestre em Ciências da Saúde pela Faculdade de Ciências Médicas da Santa Casa de São Paulo (FCMSCSP). Professora Instrutora da Disciplina de Pediatria da FCMSCSP. Médica do Departamento de Pediatria da Irmandade de Misericórdia da SCSP. Coordenadora do Serviço de Controle de Infecção Hospitalar do Hospital Municipal da Criança e do Adolescente de Guarulhos.

Renato Kfouri
Presidente do Departamento de Imunizações da Sociedade Brasileira de Pediatria (SBP). Vice-Presidente da Sociedade Brasileira de Imunizações (SBIm). Membro do Comitê Técnico Assessor do Programa Nacional de Imunizações – MS (CTAI).

Rosely Miller Bossolan
Professora da Disciplina de Pediatria do Curso de Medicina da Universidade de Santo Amaro (Unisa). Médica Pediatra do Instituto de Infectologia Emílio Ribas e do Hospital Municipal Infantil Menino Jesus de São Paulo.

Saulo Duarte Passos
Professor Titular de Pediatria da Faculdade de Medicina de Jundiaí. Professor Livre-Docente do Departamento Materno-Infantil da Faculdade de Saúde Pública da Universidade de São Paulo (FSP-USP). Membro do Comitê de Infectologia Pediátrico da Sociedade de Pediatria de São Paulo (SPSP).

Sonia Regina Testa da Silva Ramos
Professora Livre-Docente do Departamento de Pediatria da Faculdade de Medicina da Universidade de São Paulo (FMUSP). Membro do Comitê de Assessoramento em Imunizações da Secretaria de Estado da Saúde de São Paulo.

Silvia Bardella
Pediatra e Infectopediatra. Membro do Departamento de Imunização da Sociedade de Pediatria de São Paulo (SPSP). Membro do Departamento de Infectologia da SPSP. Presidente da Sociedade Brasileira de Imunizações (SBIm), Regional São Paulo.

Silvia Regina Marques
Infectologista Pediátrica. Presidente do Departamento de Infectologia Pediátrica da Sociedade de Pediatria de São Paulo (SPSP). Membro do Departamento de Infectologia Pediátrica da Sociedade Brasileira de Pediatria (SBP). Coordenadora do Departamento de Pediatria da Universidade de Santo Amaro (Unisa).

Valter Pinho dos Santos
Professor Doutor do Departamento de Pediatria da Faculdade de Medicina do ABC (FMABC). Chefe do Serviço de Moléstias Infecciosas em Pediatria da FMABC.

Prefácio

Publicações como esta são o fruto de uma ação coletiva: esforço, dedicação e a soma de muitas experiências.

Considerando que as doenças infecciosas são responsáveis pela maior parte dos atendimentos pediátricos, nada mais sensato do que reunir o grupo de especialistas que compõem o Departamento de Infectologia da Sociedade de Pediatria de São Paulo (SPSP) para escrever sobre o assunto.

O que se busca é promover a educação dos profissionais de saúde para atingir a excelência ao atendimento à criança e ao adolescente com doenças infecciosas. Tal mister requer conhecimento, experiência e bom senso. É isso que conseguimos identificar em cada um dos capítulos que se seguem.

A experiência dos autores sobre os temas desafiadores para todos os que atendem pediatria pode ajudar à tomada de decisão sobre a doença infecciosa na criança e no adolescente. Conhecer doenças infecciosas é necessário não só aos pediatras da atenção primária, mas a todos os responsáveis nas unidades de saúde, centros hospitalares e também médicos de família e agentes de saúde.

Estamos certas que o conteúdo de cada capítulo permitirá a reflexão sobre as diferentes apresentações clínicas das doenças infecciosas e resultará em um atendimento mais eficaz e humano para nossas crianças e adolescentes. Este foi, por certo, o objetivo do livro e é o nosso desejo.

Regina Célia de Menezes Succi

Luiza Helena Falleiros Arlant

Membros do Departamento de Infectologia da Sociedade de Pediatria de São Paulo

Apresentação da Diretoria

A Sociedade de Pediatria de São Paulo (SPSP) tem como um de seus princípios basilares o oferecimento de educação continuada aos Pediatras, por meio de cursos, jornadas, congressos e publicações científicas. Sabedores da fundamental importância de um profissional capacitado para a orientação de uma vida saudável e para prevenção de doenças, a SPSP trabalha, continuamente, para levar conhecimento atualizado à comunidade médica.

A *Série Atualizações Pediátricas* – com mais de 15 anos de existência e de reputação consolidada entre médicos – é um dos resultados desse incansável trabalho. Organizada pela Diretoria de Publicações da SPSP, a série é elaborada pelos membros dos departamentos científicos, profissionais de elevado conhecimento médico e de destacada experiência clínica.

A SPSP deseja que esses livros se constituam numa fonte de conhecimento, com efetivo valor para prática profissional, e que resultem em benefícios para a saúde de nossas crianças e adolescentes.

Claudio Barsanti
Presidente da Sociedade de Pediatria de São Paulo

O controle de infecções em Pediatria tem constituído um desafio constante em todos os níveis de atendimento pediátrico, tanto no que se refere à sua prevenção quanto ao atendimento de crianças e adolescentes com queixas e sinais clínicos de infecção nas emergências pediátricas. Particularmente nessa situação, é necessária uma avaliação clínica muito criteriosa em cada atendimento para estabelecer o nível de risco e a conduta mais adequada.

O livro *Infectologia nas Emergências Pediátricas* da *Série Atualizações Pediátricas*, elaborado pelo Departamento de Infectologia Pediátrica da Sociedade de Pediatria de São Paulo, tem por objetivo fornecer elementos que possam auxiliar o Pediatra que atua nessa área. Para isso, o desenvolvimento dos capítulos contém aspectos do diagnóstico clínico e laboratorial, conduta terapêutica e fluxograma do atendimento em diferentes situações clínicas, desde a abordagem da febre sem sinais de localização, até a conduta em pneumonias e meningites. Incluem também aspectos de situações mais específicas, como as infecções em imunodeprimidos e os eventos adversos a vacinas. Pela abrangência dos capítulos e disponibilização dessas informações de maneira sistematizada, esta publicação poderá se constituir num instrumento de consulta importante em situações de emergências pediátricas.

Cléa Rodrigues Leone
Diretora de Publicações da Sociedade de Pediatria de São Paulo

Apresentação dos Coordenadores

As doenças infecciosas apresentam elevada prevalência na prática pediátrica.

Essas doenças podem ter apresentações variadas, de formas leves à graves, dependendo do agente infeccioso e da resposta imunológica do hospedeiro, e a conduta pronta e adequada vai beneficiar o paciente.

Ao planejar esta publicação, *Infectologia nas Emergências Pediátricas*, pensamos dentro da literatura já disponível, o que poderia auxiliar o pediatra no Pronto-Socorro Infantil (PSI), com informações acessíveis e claras, na condução dos casos moderados a graves, dentro da infectologia pediátrica.

Os temas escolhidos foram resultado de uma discussão dentro do Departamento de Infectologia da Sociedade de Pediatria de São Paulo (SPSP), para as situações em que mais somos chamados, ao PSI, para discussão e orientação de casos.

Assim temas relacionados aos quadros febris, como febre sem sinais de localização e as febres periódicas, além do diagnóstico diferencial das doenças exantemáticas, foram selecionadas. A conduta nas infecções das vias aéreas superiores e inferiores encontram-se atualizadas.

O manejo inicial das infecções graves como as síndromes íctero-hemorrágicas (febre maculosa, hantavirose, hepatites virais e leptospirose), arboviroses (febre amarela e dengue), infecções no paciente imunocomprometido, infecções de pele e tecidos moles, meningites e septicemias estão discutidas, abordando aspectos do diagnóstico e conduta.

Com relação às vacinas, estamos discutindo os eventos adversos, as indicações de medicamentos e agentes imunizantes profiláticos.

Habitualmente, ocorrem situações de doenças infectocontagiosas que exigem algum tipo de precaução e isolamento específicos, os quais o pediatra-geral nem sempre está habituado a indicar. Assim, temos um capítulo sobre critério de isolamento das infecções que exigem medidas imediatas de prevenção no PSI.

Este livro é mais um dos elaborados pelo Departamento de Infectologia da SPSP, com o objetivo de intensificar a capacitação dos colegas pediatras nas unidades de pronto atendimento, no manejo das principais doenças infecciosas em Pediatria.

Silvia Regina Marques
Eitan N. Berezin
Departamento de Infectologia da Sociedade de Pediatria de São Paulo

Agradecimentos

À Sociedade de Pediatria de São Paulo (SPSP), pela confiança no Departamento de Infectologia para a publicação de mais um livro.

Aos nossos familiares, pela ausência nos momentos que trabalhamos, em detrimento do nosso convívio familiar.

Aos nossos amigos do Departamento, pela participação, competência e empenho para escrever os capítulos.

Ao Rafael e à Paloma, membros do Departamento de Publicação da SPSP, pela paciência e dedicação na condução deste livro.

Silvia Regina Marques
Eitan N. Berezin

Sumário

1. **Febre sem sinais de localização** 1
   Beatriz Marcondes Machado
   Alfredo Elias Gilio

2. **Febres periódicas** 11
   Eitan N. Berezin
   Daniel Jarovsky

3. **Síndromes íctero-hemorrágicas** 19
   Valter Pinho dos Santos
   Maria Célia Cervi
   Deborah Ascar Requena Perez

4. **Infecções das vias aéreas superiores** 39
   Fabiana Bononi do Carmo
   Érica Regina Cruz Paulino

5. **Conduta nas pneumonias** 49
   Heloisa Helena de Sousa Marques
   Giuliana Stravinskas Durigon

6. **Infecções de pele e partes moles** 55
   Paula Andrade Alvares
   Marcelo Jenné Mimiça

7. **Meningites virais e bacterianas** 67
   Irene Walter de Freitas
   Rosely Miller Bossolan

8. **Reconhecimento precoce da sepse pediátrica** 75
   Flávia Jacqueline Almeida
   Maria Augusta Junqueira Alves

9. Infecções nos pacientes imunocomprometidos 85
   Marcelo Otsuka

10. Infecção pelo vírus Zika:
    qual a importância na área materno-infantil? 99
    Saulo Duarte Passos

11. Doenças exantemáticas 107
    Maria Isabel de Moraes Pinto
    Aída de Fátima Thomé Barbosa Gouvêa

12. Eventos adversos vacinais: como conduzir 119
    Silvia Bardella
    Eitan N. Berezin
    Helena Keiko Sato

13. Imunoprofilaxia pós-exposição em doenças infecciosas 129
    Renato Kfouri
    Marco Aurélio Sáfadi

14. Critérios de precauções e isolamentos para crianças e adolescentes
    com doenças infectocontagiosas 139
    Sonia Regina Testa da Silva Ramos
    Silvia Regina Marques

    Índice remissivo 151

Capítulo 1

Febre sem sinais de localização

Beatriz Marcondes Machado
Alfredo Elias Gilio

Introdução

A febre é uma queixa muito frequente nos serviços ambulatoriais e de pronto atendimento em pediatria. Aproximadamente 25% de todas as consultas, na emergência, devem-se à febre, e pelo menos 2/3 das crianças visitam um pediatra em razão de uma doença febril aguda antes de completar 3 anos de idade.[1,2]

Em geral, a origem da febre pode ser esclarecida após uma anamnese detalhada e um exame físico completo. Entretanto, em 20 a 40% dos casos, essa identificação não é possível após a avaliação inicial.[1,2]

A maioria dessas crianças apresenta doença infecciosa aguda autolimitada ou está em fase prodrômica de uma doença infecciosa benigna.[3] Entretanto, poucas têm doenças bacterianas graves, que trazem risco se houver atraso em seu diagnóstico. A exclusão dessas doenças apenas com os dados clínicos, frequentemente, é muito difícil.[3] Assim, o grande desafio dos pediatras nessa situação reside na diferenciação dos processos febris de uma doença benigna autolimitada daqueles poucos que podem ter uma doença bacteriana grave.

Definições

Febre

A febre é definida como a elevação da temperatura mediada e controlada pelo centro termorregulador, localizado no sistema nervoso central (SNC).[4] É parte integrante da resposta inflamatória e, como tal, desempenha um importante papel no combate à infecção. Em decorrência das inúmeras variáveis que afetam a temperatura corpórea, não há consenso absoluto entre os vários autores a respeito do valor específico para definição da febre em crianças. A medida mais confiável da temperatura corpórea é aquela tomada por via oral ou retal. Em geral, os parâmetros utilizados para crianças são os seguintes: temperatura retal acima de 38,3°C, temperatura oral maior que 38°C e temperatura axilar acima de 37,8°C.[5] No Brasil, a medida da temperatura axilar é a mais difundida e está culturalmente incorporada. Embora não tão precisa quanto a temperatura retal, a medida da temperatura axilar é adequada para a triagem clínica.

Febre sem sinais de localização

A febre sem sinais de localização (FSSL) é a ocorrência de febre com menos de sete dias de duração, em uma criança na qual a história clínica e o exame físico cuidadosos não revelam a causa da febre.[3] Muitas vezes, a duração da febre é de apenas algumas horas ou um ou dois dias, e sempre haverá um julgamento clínico para decidir se os achados de anamnese e exame físico estabelecem um diagnóstico. É importante observar também que FSSL não é sinônimo de criança com febre e exame físico normal, pois a causa da febre pode estar na história, por exemplo, em uma criança com disenteria e febre. Nesse caso, o exame físico pode ser normal, mas há uma razão óbvia para a febre, e o quadro não deve ser considerado FSSL. É preciso diferenciar FSSL de febre de origem indeterminada (FOI), que é a situação clínica na qual há febre há mais de sete dias que não foi esclarecida com anamnese, exame físico e exames subsidiários iniciais. A abordagem da FOI é bastante diferente da abordagem da FSSL.

Infecções bacterianas graves

As infecções bacterianas graves (IBG) são todas as infecções cujo atraso no diagnóstico pode acarretar risco de morbidade ou até mortalidade.[6] O conceito de IBG inclui: infecção urinária, pneumonia, bacteremia oculta, meningite bacteriana, artrite séptica, osteomielite e celulite.[3]

Bacteremia oculta

Bacteremia oculta (BO) refere-se à presença de bactéria em hemocultura em uma criança febril sem aparência toxêmica e à evidência de sepse ou infecção localizada e com pouco ou nenhum achado clínico ao exame físico e que, portanto, se encaixa no conceito de FSSL.[7] A maioria dos episódios de BO apresenta resolução espontânea. Entretanto, ocasionalmente, algumas crianças podem evoluir com bacteremia persistente, com risco de ocorrerem complicações sérias, como pneumonia, meningite, artrite séptica, osteomielite, sepse e morte.[7] A prevalência de BO depende muito da cobertura vacinal. A introdução de vacinas conjugadas para *Haemophilus influenzae*, *Streptococcus pneumoniae* e *Neisseria meningitidis* resultou em uma redução significativa na taxa de BO e de doença invasiva por esses agentes. A prevalência de BO nas crianças com FSSL caiu de 5% (na era pré-vacinação) para menos de 1% (na era pós-vacinação).[1,8,9]

Avaliação da criança com febre sem sinais de localização

Avaliação clínica

Na avaliação clínica, levam-se em consideração o estado geral, a idade, a situação vacinal e o valor da temperatura da criança.

A relação entre toxemia e presença de IBG está bem estabelecida, principalmente nas crianças sem vacinação para hemófilos, pneumococo e meningococo.[3] Nesse caso, consideram-se vacinadas as crianças que receberam pelo menos duas doses de cada uma dessas vacinas. Assim, toda criança com FSSL e comprometimento do estado geral, independentemente da idade e do valor da temperatura, deve ser avaliada criteriosamente com admissão hospitalar, triagem laboratorial para sepse e introdução de antibiótico.

A idade é um grande marcador. Nos menores de 3 meses de idade (lactentes jovens), vários aspectos fisiopatológicos, epidemiológicos e etiológicos são diferentes das outras crianças. Nessa idade, as crianças ainda não receberam duas doses das vacinas para hemófilos, pneumococo e meningococo. Nessa faixa etária, o exame físico é mais complexo, as mudanças comportamentais são difíceis de avaliar e as manifestações clínicas das infecções bacterianas são, frequentemente, pouco específicas, dificultando seu reconhecimento. Portanto, as IBG são mais comuns nos menores de 3 meses de idade, principalmente nos recém-nascidos (RN) com FSSL. As taxas de IBG decrescem progressivamente com a idade, sendo o risco bem menor nos maiores de 3 anos de idade.[2,10-12]

O risco de IBG aumenta proporcionalmente ao valor da temperatura, especialmente nas crianças sem vacinação.[3]

A avaliação clínica, embora seja um bom instrumento, não consegue identificar todas as crianças com IBG, mesmo quando feita por pediatras experientes. Portanto, com o intuito de identificar precocemente a criança com risco de IBG, exames laboratoriais são associados aos parâmetros clínicos.

Avaliação laboratorial

Na avaliação laboratorial, os exames geralmente utilizados são o exame de urina, o leucograma e a radiografia de tórax. Atualmente, discute-se a inclusão das provas de fase aguda e da pesquisa de vírus respiratórios em secreção de nasofaringe.

O exame de urina é bastante importante na avaliação das crianças com FSSL, pois, segundo a maioria dos estudos, a infecção urinária (IU) é a causa mais comum de IBG nas crianças com FSSL.[13]

A prevalência geral de IU em crianças febris menores de 2 anos de idade é de 5%. Nos meninos menores de 12 meses, a prevalência de IU é de 3%, e nas meninas abaixo de 24 meses, 8%. No lactente menor de 3 meses de idade a prevalência é de 7,5% nas meninas, nos meninos não circuncidados, 20% e nos meninos circuncidados, 2,5%.[13,14] Além disso, nos menores de 3 meses, a IU é a infecção bacteriana mais comum como causa da febre, respondendo por aproximadamente 30% de todas as infecções bacterianas.

Sinais e sintomas clássicos de IU podem estar presentes; porém, são de difícil reconhecimento, principalmente nas crianças sem controle esfincteriano. Em geral, os sintomas são inespecíficos, incluindo vômito, diarreia, irritabilidade e inapetência. Muitos estudos têm mostrado que as crianças menores de 2 anos podem apresentar a febre como única manifestação de IU.[13]

O exame de urina é útil como indicativo de IU: a presença de leucocitúria tem sensibilidade de 77% e especificidade de 89%, a pesquisa de leucócito-esterase tem sensibilidade de

84% e especificidade de 78%, e a presença de nitrito, sensibilidade de 50% e especificidade de 98%. A bacterioscopia de urina apresenta sensibilidade de 93% e especificidade de 95%; entretanto, não é um exame disponível na maioria dos serviços.[13]

Os exames iniciais de triagem são úteis, embora a confirmação de IU seja possível somente com a urocultura. Vale ressaltar que o método e a técnica de coleta de urina para confirmação de IU são muito importantes. Nas crianças sem controle esfincteriano, a coleta da urocultura deve ser feita por cateterização vesical, pois a coleta por saco coletor apresenta altas taxas de falso-positivos. Nas crianças com controle esfincteriano, a coleta pode ser feita por jato médio.[13,14]

Alguns autores encontraram no leucograma uma forte correlação entre a elevação do número total de leucócitos e a prevalência de IBG, principalmente nas crianças não vacinadas. As taxas de bacteremia com número total de leucócitos acima de 20.000/mm^3 chegam a 8,2%. A contagem total de neutrófilos acima de 10.000/mm^3 ou o total de formas jovens acima de 1.500/mm^3 também são considerados fatores de risco para IBG.[2,3,7]

Para os lactentes abaixo de 3 meses de idade – os lactentes jovens –, o número total de leucócitos de 15.000/mm^3 é considerado útil para separar os casos com FSSL em dois grupos: alto e baixo risco. O número total de leucócitos abaixo de 5.000/mm^3 também é considerado fator de risco para IBG, no RN e no lactente jovem.[15]

A radiografia de tórax não é necessária na avaliação de todas as crianças com FSSL, pois é baixa a incidência de pneumonia em crianças com febre sem sinais e/ou sintomas de doença respiratória. Entretanto, encontra-se prevalência relativamente elevada de pneumonia oculta em crianças com FSSL, com temperaturas acima de 39°C e número total de leucócitos maior que 20.000/mm^3, mesmo nas crianças vacinadas para pneumococo e hemófilos.[16]

Diversos estudos têm sido feitos avaliando o uso de marcadores inflamatórios, como proteína C-reativa (PCR) e procalcitonina (PCT), para estimar o risco de IBG nas crianças com FSSL.[17] A presença de PCR e PCT elevadas está associada a IBG.[17] A PCR aumenta mais lentamente que a PCT, portanto, esta última é mais sensível à identificação de IBG em crianças com febre de menos de 12 horas de duração. A acurácia diagnóstica da PCR e da PCT para diagnóstico de IBG nas crianças com FSSL é semelhante. Entretanto, a PCT é muito menos disponível que a PCR.[17]

As escolhas dos valores de PCR e PCT dependerão se esses marcadores serão utilizados para excluir ou incluir os casos de IBG. Tendo como objetivo a identificação de IBG nas crianças com FSSL, os níveis de corte de 80 mg/L para a PCR ou 2 ng/mL para PCT apresentam especificidade de 90% e sensibilidade de 40 a 50%. Para descartar IBG, os níveis de corte de 20 mg/L para PCR ou 0,5 ng/mL para PCT apresentam sensibilidade de 80% e especificidade de 70%.[17]

A disponibilidade de recursos laboratoriais para diagnosticar infecção viral melhorou nos últimos anos e os testes rápidos para pesquisa de vírus são considerados uma opção a ser realizada nos serviços de emergência, estando cada vez mais disponíveis no Brasil. A pesquisa de vírus por reação em cadeia de polimerase é considerada o padrão-ouro. Entretanto, é um exame caro e não está disponível na maioria dos serviços. Estudos recentes revelam uma menor taxa de IBG nas crianças com FSSL e infecção viral documentada, o que acarreta uma diminuição na solicitação de exames laboratoriais, no número de retornos hospitalares e, inclusive, na utilização de antibioticoterapia empírica.[18-20]

Inúmeros vírus são responsáveis por doenças febris em crianças, que podem se apresentar inicialmente como FSSL, tais como herpes vírus humano 6, enterovírus, adenovírus e *influenza*. No Hospital Universitário da Universidade de São Paulo (HU-USP), a pesquisa de vírus respiratórios em secreção de nasofaringe por imunofluorescência indireta é realizada com frequência e inclui a pesquisa de adenovírus, vírus *influenza* A e B, vírus sincicial respiratório e vírus *parainfluenza* 1, 2 e 3. Em estudo conduzido em crianças com FSSL atendidas no serviço de emergência pediátrica desse hospital, identificou-se vírus respiratório em cerca de

24% dessas crianças, sendo o adenovírus o agente mais detectado, seguido do *parainfluenza* 3 e do *influenza* A.[21]

Além desses vírus, a dengue pode apresentar-se como FSSL na criança menor de 24 meses. Embora a investigação para dengue não esteja incluída nos protocolos de atendimento das crianças com FSSL, a epidemiologia da doença deverá ser levada em conta na abordagem dessas crianças.

Abordagem da criança com febre sem sinais de localização

Com o intuito de padronizar a abordagem e diagnosticar precocemente as infecções bacterianas graves, várias estratégias foram elaboradas para a avaliação de uma criança menor de 3 anos de idade com FSSL, utilizando-se a associação de critérios clínicos e laboratoriais. Os critérios mais difundidos são o de Rochester[15] e o protocolo de Baraff e colaboradores.[3]

O critério de Rochester[15] procura separar os lactentes jovens em dois grupos: alto e baixo risco para presença de IBG na vigência de FSSL. O protocolo de Baraff e colaboradores[3] estratifica as crianças com FSSL em três grupos etários distintos para efeitos de avaliação e, ainda, conforme cada faixa etária, em baixo e alto risco para IBG.

No HU-USP utiliza-se um protocolo de atendimento padronizado para as crianças com FSSL de 0 a 36 meses de idade.[22] Atualmente, com a maior disponibilidade da pesquisa de vírus respiratório e a introdução das vacinas para pneumococo e meningococo no calendário nacional, a avaliação da criança com FSSL deve levar em conta a situação vacinal e, nos serviços em que houver disponibilidade, deve-se realizar também a pesquisa de vírus respiratório (Figura 1.1).[1,22]

Inicialmente, as crianças de até 36 meses com FSSL são avaliadas quanto à presença ou não de comprometimento do estado geral (toxemia). Essa avaliação deve ser feita com a criança sem febre, pois a própria febre pode deixar o paciente com variados graus de prostração. O aspecto toxêmico é definido como a presença de algum grau de inabilidade de interagir com os pais ou responsáveis, irritabilidade, alteração do nível de consciência, hipoatividade, hipotonia, letargia, hiper ou hipoventilação, hipotensão, taquicardia, sinais de má perfusão periférica ou cianose.

Toda criança com comprometimento do estado geral, independentemente da idade e da situação vacinal, deve ser hospitalizada, investigada para sepse e tratada com antibióticos. A investigação para sepse compreende coleta de hemograma completo, hemocultura, sedimento urinário, urocultura, líquor (análise bioquímica, coloração de Gram e cultura), radiografia torácica e, quando indicado, coprocultura.[3]

A avaliação das crianças sem comprometimento do estado geral é estratificada de acordo com a faixa etária e o risco de IBG.
- **Recém-nascido (< 30 dias de vida):** deve ser hospitalizado, submetido a investigação para sepse e receber antibioticoterapia empírica até o resultado das culturas, pois nessa faixa etária o risco de IBG é maior. Como terapêutica empírica inicial, podem-se utilizar ampicilina e cefalosporina de terceira geração (cefotaxima).[3,12]
- **Lactentes jovens (30 a 90 dias de vida):** são avaliados quanto ao risco de IBG por meio dos critérios de Rochester (Quadro 1.1).[15] O lactente jovem deverá preencher todos os critérios para ser considerado de baixo risco. De acordo com o resultado da avaliação de risco, a seguinte conduta é sugerida:[1,2,22]
    - **Baixo risco**: prescrição de antitérmicos e reavaliação obrigatória em 24 horas, ou antes, caso haja qualquer piora.
    - **Alto risco**: internação, coleta de exames laboratoriais (hemocultura, urocultura, líquor), radiografia de tórax e introdução de antibioticoterapia empírica (se líquor alterado, ampicilina e cefalosporina de terceira geração, e se líquor normal, apenas cefalosporina de terceira geração).

INFECTOLOGIA NAS EMERGÊNCIAS PEDIÁTRICAS

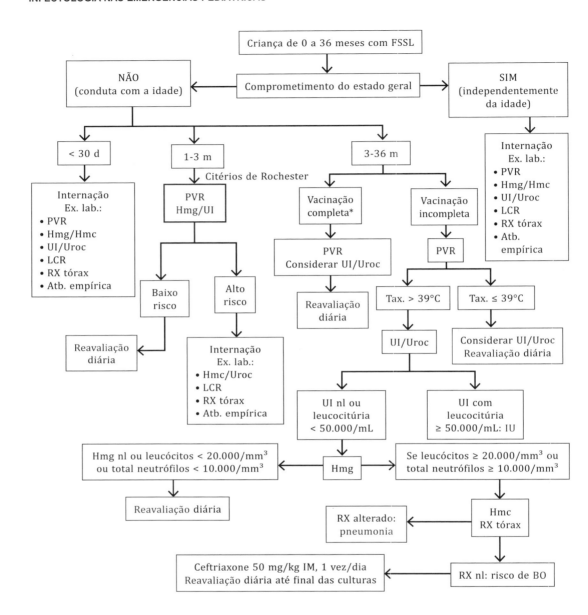

Figura 1.1 – *Estratégia para atendimento e seguimento das crianças de até 36 meses com febre sem sinais de localização.*

Atb. = antibioticoterapia; BO = bacteremia oculta; d = dias; Ex. lab. = exames laboratoriais; FSSL = febre sem sinais de localização; Hmc = hemocultura; Hmg = hemograma; IM = intramuscular; IU = infecção urinária; LCR = líquor; m = meses; nl = normal; PVR = pesquisa de vírus respiratório; UI = sedimento urinário; Uroc = urocultura; RX = radiografia; Tax. = temperatura axilar.

* Vacinação completa: pelo menos duas doses da vacina conjugada para *Haemophilus influenzae*, *Streptococcus pneumoniae* e *Neisseria meningitidis*.

Fonte: elaborada pelos autores.

Capítulo 1 – Febre sem sinais de localização

Quadro 1.1 – Critério de Rochester para avaliação de risco em lactentes jovens febris

Critérios de baixo risco para infecção bacteriana grave

Critérios clínicos:
- Previamente saudável
- Nascido a termo e sem complicações durante a hospitalização no berçário
- Sem aparência tóxica e sem evidência de infecção bacteriana ao exame físico
- Sem doença crônica

Critérios laboratoriais:
- Contagem de leucócitos entre 5 e 15.000/mm³
- Contagem absoluta de bastonetes < 1.500/mm³
- Microscopia de sedimento urinário com contagem ≤ 10 leucócitos/campo
- Microscopia de fezes com contagem ≤ 5 leucócitos/campo nas crianças com diarreia

Fonte: Jaskiewicz et al. (1994).[15]

- **Entre 3 e 36 meses:** as crianças são subdivididas em dois grupos, de acordo com a situação vacinal:[1,8,9,22,23]
  - **Vacinação completa (crianças que receberam pelo menos duas doses das vacinas para hemófilos, pneumococo e meningococo):** considerar a coleta de exame de urina e urocultura e, caso esteja disponível, a coleta de pesquisa de vírus respiratório. O risco de IU como BO persiste, mesmo nas crianças vacinadas.
  - **Vacinação incompleta (por causa da própria idade ou porque não receberam as vacinas):** realizar a pesquisa de vírus respiratórios (quando disponível) e, em seguida, a conduta depende da temperatura axilar:
    - **Temperatura ≤ 39°C:** considerar a coleta de exame de urina e a urocultura (cateterização vesical nas crianças sem controle esfincteriano e jato médio nas com controle esfincteriano), uma vez que a infecção urinária é a infecção bacteriana mais prevalente. Essa coleta está especialmente indicada nos meninos menores de 12 meses de idade e nas meninas menores de 24 meses. Com o resultado do exame normal, a conduta é observação clínica, com reavaliação diária e utilização de antitérmicos usuais, até resolução da febre ou identificação do foco infeccioso.
    - **Temperatura > 39°C:** inicia-se a avaliação com coleta de exame de urina e urocultura (cateterização vesical nas crianças sem controle esfincteriano e jato médio nas com controle esfincteriano). Na presença de leucocitúria ≥ 50.000/mL, há uma nítida correlação com urocultura positiva; sendo assim, opta-se pelo início do tratamento para IU enquanto se aguarda o resultado da urocultura. Considera-se urocultura positiva o crescimento ≥ 50.000 UFC/mL, quando colhida por cateterização vesical, ou crescimento ≥ 100.000 UFC/mL, quando colhida por jato médio. Na presença de sedimento urinário normal ou leucocitúria < 50.000/mL, dá-se seguimento à investigação laboratorial com a coleta de hemograma completo (com a opção de coletar também a hemocultura, por uma questão de praticidade). Caso o número de leucócitos seja > 20.000/mm³ ou o total de neutrófilos seja > 10.000/mm³, indica-se a realização de radiografia de tórax (mesmo sem sinal ou sintoma respiratório), para afastar pneumonia oculta. Afastada pneumonia, há risco aumentado de BO (colher hemocultura, se não tiver sido colhida ainda). Nesse caso, recomenda-se antibioticoterapia empírica com ceftriaxona intramuscular (50 mg/kg), com retorno diário para reavaliação clínica e verificação do andamento da hemocultura. A escolha do ceftriaxona baseia-se em seu espectro antimicrobiano, além da duração prolongada da ação. O tratamento da BO com ceftriaxona intramuscular reduz a chance da progressão da bacteremia para infecções bacterianas graves, sobretudo meningite, em cerca de 75%.

O tempo médio para o crescimento de agentes patogênicos na hemocultura é de aproximadamente 15 horas. Na reavaliação em 24 horas, caso haja crescimento de *S. pneumoniae* na hemocultura e a criança esteja bem e afebril, está indicada uma segunda dose de ceftriaxona intramuscular, e o restante do tratamento é realizado com amoxicilina por via oral. Se a criança ainda estiver febril e não estiver clinicamente bem ou se houver crescimento de *N. meningitidis, H. influenzae* ou qualquer outro agente que não *S. pneumoniae*, estão indicadas a hospitalização, nova coleta de culturas e antibioticoterapia ditada pelas culturas. Nessa faixa etária, a decisão de realizar punção lombar baseia-se exclusivamente na suspeita clínica.

A reavaliação clínica diária das crianças com FSSL é fundamental e deve ser realizada até a resolução do quadro, os resultados finais das culturas, quando colhidas, e/ou identificação do foco da febre.

Considerações finais

O diagnóstico e o seguimento das crianças com FSSL continuam sendo objetos de intensa discussão e evoluem constantemente com o resultado de inúmeras pesquisas, a otimização das técnicas de laboratório, a utilização de novos marcadores de IBG, estudos para identificação rápida de vírus e o controle de doenças virais, além do advento de novas vacinas.

Independentemente da opção de manejo das crianças com FSSL, nenhuma estratégia eliminará todos os riscos ou restringirá a antibioticoterapia apenas aos pacientes realmente bacterêmicos. Portanto, a avaliação clínica cuidadosa e a reavaliação diária são insubstituíveis e devem sempre ser realizadas. A conduta do pediatra também vai depender da situação epidemiológica de momento, dos recursos do serviço onde trabalha, da condição sociocultural da família, de sua disponibilidade para trazer a criança para reavaliação e de sua compreensão acerca dos riscos. Cada profissional ou serviço de saúde deve procurar adaptar a conduta ao perfil de seus profissionais e de sua clientela.

Referências

1. Arora R, Mahajan P. Evaluation of child with fever without source: review of literature and update. Pediatr Clin North Am. 2013;60:1049-62.
2. Baraff LJ. Management of fever without source in infants and children. Ann Emerg Med. 2000;36:602-14.
3. Baraff LJ, Bass JW, Fleisher GR, Klein JO, McCracken GH, Powell KR, et al. Practice guideline for the management of infants and children with fever without source 0-36 months of age. Pediatrics.1993;92:1-12.
4. Machado BM, Vieira GK. Febre. In: Pediatria geral: neonatologia, pediatria clínica, terapia intensiva. São Paulo: Atheneu; 2011. p. 3-7.
5. Mackowiak PA. Concepts of fever. Arch Intern Med. 1998;158:1870-1.
6. Gervaix A, Caflisch M, Suter S. Pediatrie au quotidien: prise en charge des enfants fébriles sans signes localisateurs d'un foyer infectieux. Arch Pédiatr. 2001;8:324-30.
7. Kuppermann N. Occult bacteremia in young febrile children. Pediatr Clin North America. 1999;46:1073-109.
8. Greenhow TL, Hung YY, Herz A. Bacteremia in children 3 to 36 months old after introduction of conjugated pneumococcal vaccines. Pediatrics. 2017;139.pii:e20162098.
9. Irwin AD, Drew RJ, Marshall P, Nguyen K, Macfarlane KA, Wong HF, et al. Etiology of childhood bacteremia and timely antibiotics administration in the emergency department. Pediatrics. 2015;135:635.

10. Baker MD, Avner JR. The febrile infant: What's new? Clin Ped Emerg Med. 2008;9:213-20.
11. Mahajan P, Stanley R. Fever in the toddler-aged child: old concerns replaced with new ones. Clin Ped Emerg Med. 2008;9:221-7.
12. Avner JR, Baker D. Management of fever in infants children. Emerg Med Clin North Am. 2002;20:49-67.
13. Subcommittee on Urinary Tract Infection, Steering Committee on Quality Improvement and Management, Roberts KB. Urinary tract infection: clinical practice guideline for the diagnosis and management of the initial UTI in febrile infants and children 2 to 24 months. Pediatrics. 2011;128:595-610.
14. Shaikh N, Morone NE, Bost JE, Farrell MH. Prevalence of urinary tract infection in childhood: a meta-analysis. Pediatr Infect Dis J. 2008;27:302-8.
15. Jaskiewicz JA, McCarthy CA, Richardson AC, White KC, Fisher DJ, Dagan R, et al. Febrile infants at low risk for serious bacterial infection-an appraisal of the Rochester criteria and implications for management. Febrile Infant Collaborative Study Group. Pediatrics.1994;94(3):390-6.
16. Murphy CG, van de Pol AC, Harper MB, Bachur RG. Clinical predictors of occult pneumonia in the febrile child. Acad Emerg Med. 2007;14:243-9.
17. Van den Bruel A, Thompson MJ, Haj-Hassan T, Stevens R, Moll H, Lakhanpaul M, et al. Diagnostic value of laboratory tests in identifying serious infections in febrile children: systematic review. BMJ. 2011;342:d3082.
18. Byington CL, Enriquez FR, Hoff C, Tuohy R, Taggart EW, Hillyard DR, et al. Serious bacterial infections in febrile infants 1 to 90 days old with and without viral infections. Pediatrics. 2004;113:1662-6.
19. Smitherman HF, Caviness AC, Macias CG. Retrospective review of serious bacterial infections in infants who are 0 to 36 months of age and have influenza A infection. Pediatrics. 2005;115:710-8.
20. Yarden-Bilavsky H, Ashkenazi-Hoffnung L, Livni G, Amir J, Bilavsky E. Month-by-month age analysis of the risk for serious bacterial infections in febrile infants with bronchiolitis. Clin Pediatr (Phila). 2011;50:1052-6.
21. Vieira GK, Machado BM, Leme MD, Gilio AE. Importância dos vírus respiratórios na febre sem sinais localizatórios em crianças menores de 36 meses [Internet]. Resumos. 2013 [cited 2018 Aug 27]. Available from: http://www.producao.usp.br/handle/BDPI/43946.
22. Machado BM, Cardoso DM, De Paulis M, Escobar AM, Gilio AE. Febre sem sinais localizatórios: avaliação de um protocolo de atendimento. J Pediatr (Rio J). 2009;85:426-32.
23. Machado BM, Gilio AE. Febre sem sinais localizatórios. In: Tratado de pediatria: Sociedade Brasileira de Pediatria. 4. ed. Barueri: Manole; 2017. p. 899-903.

Capítulo 2

Febres periódicas

Eitan N. Berezin
Daniel Jarovsky

Caso clínico

Uma criança do sexo masculino de 2 anos e meio chegou ao pronto-socorro em razão de febre e dificuldade para se alimentar há 3 dias. A mãe refere que esses quadros ocorrem todos os meses e que a criança sempre é trazida ao pronto-socorro, recebe antibiótico e a febre cede após cerca de 4 a 5 dias.

Esses episódios começaram por volta dos 19 meses de idade e ocorrem todos os meses. A febre é de início súbito, quase sempre acima dos 39°C, cede parcialmente com paracetamol e ibuprofeno, mas os intervalos dos picos febris eram muito curtos (aproximadamente de 3 a 4 horas). A antibioticoterapia foi administrada na maioria das idas ao serviço de urgência, sem grande alteração do curso natural da doença, provocando várias reobservações em dias consecutivos. Os episódios duravam cerca de 3 a 6 dias e, durante esse período, o menino recusava a alimentação e "babava-se" muito. Ao exame físico, apresentava hipertrofia e hiperemia amigdaliana, lesões aftosas em mucosa oral e adenopatias cervicais consideradas reacionais. Em algumas observações no serviço de urgência, foram realizados hemogramas com leucograma, velocidade de sedimentação, teste rápido para detecção de estreptococo beta-hemolítico do grupo A e culturas de exsudado da orofaringe. Apresentava como exames alterados somente leucocitose e aumento da proteína C-reativa. Recebeu prednisona 10 mg/kg em dose única, com melhora da crise.

Introdução

Ao longo das últimas décadas, um grupo de doenças monogênicas foram classificadas como autoinflamatórias em sua natureza – as febres periódicas hereditárias (FPH). Essas síndromes apresentam inflamação sistêmica recorrente não provocada e febre inexplicadas como parte de seu fenótipo (Figura 2.1).[1] Considerando que a febre é uma das principais causas de consultas pediátricas em serviços de urgência, o pediatra é, geralmente, o primeiro profissional a avaliar a criança com febre recorrente, uma vez que essas doenças geralmente se tornam clinicamente evidentes na infância.[2,3]

Existem pelo menos cinco FPH, incluindo duas condições autossômicas recessivas, febre familiar do mediterrâneo (FFM) e hiperimunoglobulinemia D com síndrome de febre periódica (HIDS), além de um grupo de doenças autossômicas dominantes, incluindo síndrome periódica associada ao receptor de fator de necrose tumoral (TRAPS), artrite piogênica, pioderma gangrenoso e síndrome de acne (PAPA), bem como três condições relacionadas, denominadas coletivamente síndromes periódicas associadas a criopirina (CAPS). A síndrome de autoinflamação fria familiar (FCAS), a síndrome de Muckle-Wells e a doença inflamatória multissistêmica de início neonatal/síndrome neurológica, cutânea e articular infantil crônica (NOMID/CINCA) estão incluídas no grupo CAPS.[4,5]

Ao contrário da maioria das febres autoimunes hereditárias, a febre periódica, estomatite aftosa, faringite e adenopatia cervical (PFAPA) é uma síndrome esporádica, sendo a mais importante e mais frequente das duas síndromes de febre verdadeira e previsivelmente periódicas: a outra é a neutropenia cíclica, que apresenta características clínicas indistinguíveis daquela. Este capítulo propõe-se a analisar os aspectos clínicos, diagnósticos e de tratamento da PFAPA, com pequenas menções às demais doenças ao longo do texto.[6,7]

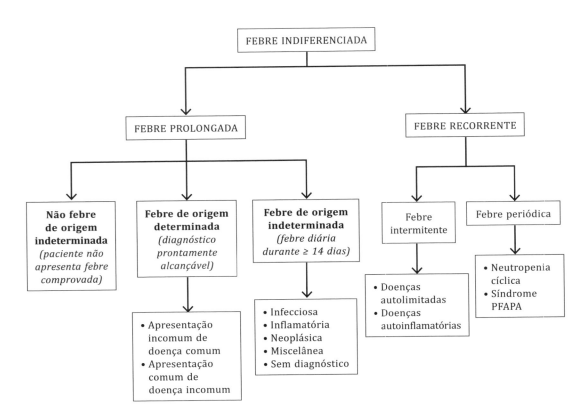

Figura 2.1 – *Classificação dos episódios febris de acordo com sua duração e periodicidade.*
Fonte: Long (2005).[1]

Etiologia

Os genes responsáveis por todos esses quadros autoinflamatórios foram identificados e incluem *MEFV* (que codifica pirina), responsável pela FFM, gene *TNFRSF1A*, responsável pela TRAPS, gene da mevalonato de quinase (*MVK*) para HIDS, gene *CIAS1/NLRP3*, responsável pela CAPS, e o gene *PSTPIP1*, responsável pela síndrome PAPA. As causas genéticas dessas síndromes derivam de defeitos nas proteínas do sistema imune inato, embora muitos pacientes não tenham mutações conhecidas.

A mais comum dessas condições sem defeito genético conhecido é a PFAPA. Trata-se de uma entidade clínica benigna caracterizada por episódios recorrentes de febre alta, estomatite aftosa, faringite e adenite cervical. A síndrome foi descrita pela primeira vez em 1987 por Marshall e colaboradores, tendo sido designada, inicialmente, síndrome de Marshall. Em 1989, sua denominação mudou para o acrônimo FAPA e, posteriormente, para PFAPA, reforçando a presença da febre periódica (considerada sua principal característica).[2,3]

A síndrome acomete, habitualmente, crianças abaixo dos 5 anos de idade (raros casos são descritos por seu início na idade adulta) e tem predomínio no sexo masculino. Os sintomas podem desenvolver-se no primeiro ano de vida e, na maioria dos pacientes, resolvem-se espontaneamente antes dos 10-12 anos de idade. Até o momento, não há dados disponíveis para pacientes adultos diagnosticados com síndrome de PFAPA, portanto, as taxas de remissão espontânea nessa população são incertas.

Fisiopatologia

O sistema imunológico é composto por mecanismos dependentes e independentes de antígenos. O braço dependente de antígeno, referido também como imunidade adaptativa, baseia-se na discriminação do binômio *self*-não *self*. Esse processo é mediado pela expansão seletiva de células clonais T e B com receptores específicos para um antígeno.

As doenças autoimunes representam erros da autodiscriminação dos mecanismos imunes adaptativos. As doenças autoinflamatórias manifestam-se a partir da ativação inadequada de mecanismos inflamatórios independentes de antígenos. Assim, eles podem ser mais amplamente considerados como representantes de doenças primárias da imunidade inata, embora as células mais tipicamente associadas à imunidade adaptativa (como linfócitos) também possam contribuir para o processo de autoinflamação. Consequentemente, essas doenças, em geral, não têm autoanticorpos ou associações de complexo principal de histocompatibilidade (MHC) e ocorrem igualmente em ambos os sexos.

Estudos recentes encontraram um distúrbio da resposta imune, com ativação contínua de citocinas pró-inflamatórias e resposta anti-inflamatória reduzida, tanto durante os episódios febris como no intervalo entre eles. Foi recentemente descrito em irmãos, admitindo-se a hipótese de estar associada a fatores ambientais desencadeantes em crianças geneticamente predispostas.[4,5]

Manifestações clínicas

A síndrome PFAPA caracteriza-se pelo aparecimento súbito de febre elevada (temperatura superior a 39°C), com duração média de 5 dias (duração variável entre 3 e 7 dias), e que ocorre em intervalos regulares de 3 a 6 semanas. Os episódios febris são, frequentemente, acompanhados por hiperemia difusa de todo o palato e orofaringe (65-89%), estomatite aftosa (67-71%) e adenite cervical (72-88%).[6-8]

A faringite nas crianças menores pode manifestar-se apenas por recusa alimentar e sialorreia; por outro lado, as aftas orais são frequentemente pequenas e podem passar despercebidas. Outras possíveis manifestações incluem cefaleia, dor abdominal, náuseas, vómitos e indisposição. Não são necessários todos os sintomas para o diagnóstico dessa síndrome, mas duas características são consideradas fundamentais: a periodicidade dos episódios e a ausência de sintomas nos intervalos entre as crises. Diferentemente de outras doenças autoinflamatórias, as crianças apresentam crescimento e desenvolvimento normais ao longo do seguimento longitudinal.[7,8]

Diagnóstico

A abordagem do diagnóstico diferencial de uma criança com quadro de febre recorrente, prolongada ou periódica requer uma extensa e detalhada anamnese (avaliando-se também o histórico familiar) e um exame físico cuidadoso e completo, incluindo crescimento, desenvolvimento e avaliação neurológica – itens dificilmente abordados durante uma consulta em serviços de urgência. Entretanto, perante uma criança com múltiplos episódios febris em curto período de ocorrência ou possíveis características cíclicas, cabe ao pediatra identificar adequadamente o padrão da febre, a fim de priorizar os diagnósticos diferenciais (Quadro 2.1) e diagnosticar causas de febres periódicas mais frequentes.[1,4,5]

Conforme a frequência e o tipo de infecção, é possível caracterizar os pacientes com febre que extrapolam a definição de febre de origem identificada da seguinte maneira:

- **Febre prolongada:** doença única em que a duração da febre excede à esperada para o diagnóstico clínico (p. ex., mais de 10 dias para infecções virais do trato respiratório superior, mais de 3 semanas para a mononucleose) ou uma doença única em que a febre foi um sintoma importante no início e, posteriormente, mostrou-se ter menor importância ou ser apenas uma parte minoritária da percepção do problema.
- **Febre sem sinais de localização:** doença única com pelo menos 3 semanas de duração, em que febre acima de 38°C está presente na maioria dos dias e o diagnóstico é incerto após 1 semana de intensas avaliações clínica e laboratorial.
- **Febre recorrente:** doença única em que a febre e outros sinais e sintomas diminuem e reaparecem (muitas vezes, existe melhora com uso de antibiótico em uma infecção presumida, e os sintomas reaparecem após a interrupção do medicamento), infecções febris repetidas e não relacionadas do mesmo sistema de órgãos (p. ex., vias aéreas, sinusites de repetição, trato urinário) ou múltiplas doenças que ocorrem em intervalos irregulares, envolvendo diferentes sistemas de órgãos em que a febre é um componente variável.
- **Febre periódica:** episódios recorrentes de doença febril em que a febre é a principal característica e os outros sintomas associados são semelhantes e previsíveis. Esses episódios são semelhantes clinicamente, ocorrem com intervalos regulares ou irregulares, com duração de dias a semanas e com períodos de bem-estar completo de semanas a meses nos intervalos entre as crises.

Na avaliação inicial, os exames complementares laboratoriais ou de imagem raramente estabelecem um diagnóstico inesperado, devendo ser utilizados para confirmar um diagnóstico ou para estabelecer o adequado funcionamento dos principais sistemas de órgãos, como previsto pela história clínica e pelo exame físico realizado.

O diagnóstico de PFAPA é clínico e de exclusão, uma vez que não existem alterações patognomônicas da síndrome. Para facilitar o reconhecimento dessa doença, em 1989, Marshall e colaboradores propuseram critérios de diagnóstico, os quais foram revistos alguns anos mais tarde (Quadro 2.2). As únicas alterações geralmente encontradas são leucocitose e elevação da velocidade de sedimentação (VHS), que normalizam nos intervalos das crises.[2]

Quadro 2.1 – Principais diagnósticos diferenciais de febre periódica

Infecções respiratórias virais de repetição	• Sem periodicidade regular • Coriza e tosse associados • Contexto epidemiológico
Neutropenia familiar cíclica	• Mais rara e clinicamente indistinguível da febre periódica, estomatite aftosa, faringite e adenopatia cervical (PFAPA) • Doença autossômica dominante (gene *ELA2*, cromossomo 19) ou esporádica • Úlceras orais profundas, gengivite, doença periodontal • Neutropenia (< 200 células/µL) • Infecções bacterianas recorrentes
Síndrome hiper-IgD	• Doença autossômica recessiva (mutação gene *MVK*, cromossomo 12) • Caucasianos da Europa Ocidental (60% dos casos em holandeses ou franceses) • Artralgias e artrite associadas • Erupção cutânea (máculas eritematosas) • Dor abdominal aguda grave, diarreia, vômitos, hepatoesplenomegalia • Ausência de faringite e aftas orais • IgD elevada (> 100 U/mL)
Febre familiar do mediterrâneo (FFM)	• Padrão autossômico recessivo (gene *MEFV*, cromossomo 16) • Sem periodicidade regular • Início dos sintomas após os 5 anos de idade (comumente entre 12 e 13 anos) • Frequente em descendência árabe, armênia, turca ou judaica • Ausência de faringite e aftas orais • Dor abdominal grave (90-95%) e/ou dor torácica (20-40%), artrite (85%), serosites • Parâmetros inflamatórios persistentemente elevados entre os episódios • Sintomas não melhoram com dose única de corticosteroide
TRAPS (TNF-receptor-associated periodic syndrome)	• Hereditariedade autossômica dominante (gene *TNRr1A*, cromossomo 12) • Sem periodicidade regular • Maior duração dos episódios (21 dias, em média) • Mialgias migratórias, erupção cutânea eritematosa • Edema periorbitário e conjuntivite • Dor abdominal grave, sintomas articulares, serosite • Sintomas não melhoram com dose única de corticosteroide

Fonte: elaborado pelos autores.

Quadro 2.2 – Critérios diagnósticos para síndrome PFAPA

Critérios diagnósticos para PFAPA atualizados

1. Três ou mais episódios de febre, de duração não superior a 5 dias e ocorrendo com intervalos regulares de 3 a 6 semanas
2. Faringite e/ou adenopatia cervical dolorosa e/ou aftas orais
3. Ausência de sintomas e desenvolvimento ponderoestatural normal entre os episódios
4. Redução dos sintomas com uma dose única de prednisona ou corticosteroide equivalente

Critérios de exclusão

1. Neutropenia imediatamente antes ou durante as crises
2. Sintomas atípicos durante a maioria dos episódios febris (tosse, coriza, dor abdominal, diarreia, erupção cutânea, artrite ou alterações neurológicas)
3. Persistência de leucocitose e elevação dos parâmetros laboratoriais de fase aguda entre os episódios
4. História familiar de febre recorrente

Fonte: adaptado de Marshall et al. (1989).[2]

Complicações

O curso benigno é majoritariamente autolimitado, e não há ocorrência de sequelas ou complicações em longo prazo. Portanto, a administração de antibióticos (penicilinas, cefalosporinas, macrolídeos ou sulfonamidas) é ineficaz na prevenção de quaisquer complicações. Pacientes com sintomas persistentes apresentam episódios de menor duração e frequência reduzida. Os ataques de PFAPA em portadores do gene *MEFV* são descritos como mais curtos em comparação a pacientes sem mutações, e a frequência de seus ataques e lesões orais também é menor. Isso pode sugerir que mutações nos genes causadores de outras febres periódicas monogênicas podem modificar o curso da PFAPA.[8]

Tratamento

O tratamento da síndrome PFAPA é controverso e motivo de debate. A doença tem história natural favorável, não havendo evidências de que o tratamento clínico possa modificar o seu desfecho. Entretanto, um tratamento sintomático adequado durante os episódios febris, que induza a uma remissão rápida dos episódios, é fundamental para melhorar a qualidade de vida dos pacientes e de suas famílias. O uso de anti-inflamatórios não esteroidais (AINE) e antipiréticos (como paracetamol e dipirona) tem demonstrado resultados insatisfatórios no controle de sintomas nos períodos de atividade da síndrome, podendo reduzir a febre de modo eficaz, porém, muito transitório.[4,5]

Os corticosteroides sistêmicos de administração oral são altamente efetivos ao induzir o abortamento dos episódios febris e são considerados o padrão-ouro da PFAPA (ver Quadro 2.2). Apresentam efeito significativo após apenas uma única dose e conduzem, em poucas horas, à resolução dos episódios febris e dos sintomas gerais. A resposta clínica é completa e ocorre em cerca de 65% dos pacientes, ao passo que 30% deles têm resposta parcial (necessitando, portanto, de uma segunda dose) e apenas 5% são considerados não respondedores. As lesões orais, entretanto, podem demorar alguns poucos dias até sua resolução completa. Apesar de ser considerada uma opção terapêutica mais eficaz, ela não previne futuras recorrências da doença. Além de seu papel terapêutico, a resposta dos corticosteroides pode ser útil para distinguir os episódios de PFAPA da FFM ou outras síndromes de febre periódicas hereditárias, podendo ser utilizado como critério adicional para o diagnóstico. Esse é o tratamento que pode ser realizado em pronto-socorro quando se desconfia da doença.

As outras terapêuticas são mais raramente utilizadas e são preconizadas somente em acompanhamento de longo prazo.

A colchicina pode ser um efetivo tratamento de segunda linha na prevenção de episódios de frequência maior de febre em pacientes com PFAPA, em particular, nos casos em que a prednisolona não diminui o intervalo entre episódios. O mecanismo de ação da colchicina na redução da inflamação é desconhecido; porém, ela pode mudar a estrutura e a função do citoesqueleto, influenciando na migração e na adesão de linfócitos e neutrófilos. O raciocínio para o uso de colchicina como tratamento profilático para PFAPA baseia-se, principalmente, nas semelhanças clínicas e laboratoriais entre FFM e PFAPA, além da experiência em longo prazo com essa droga no tratamento da FFM. Por essas razões, quando a colchicina demonstra ser altamente eficaz em pacientes com PFAPA, o diagnóstico alternativo de FFM deve ser sempre considerado.[4,5]

O anakinra, um bloqueador de interleucina 1 (IL-1) de administração subcutânea, tem seu uso sugerido graças ao papel central dessa citocina na patogênese da PFAPA. Em pequenas coortes de crianças com a síndrome, uma única dose de anakinra, administrada no segundo dia de febre, resultou em melhora drástica do quadro clínico e dos parâmetros laboratoriais. Entretanto, o uso de bloqueadores de IL-1 para o tratamento com PFAPA é restrito a seletos casos resistentes à terapia convencional (corticosteroides, colchicina e tonsilectomia), em função da falta de ensaios clínicos randomizados, bem como de seu alto custo.

A cimetidina, um antagonista H2 comum, tem propriedades imunomoduladoras ao inibir a quimiotaxia e a ativação das células T. Nos maiores estudos realizados até o momento, nenhum dos pacientes foi tratado com cimetidina, principalmente em função do fato de que esse tratamento tem sido cada vez menos prescrito e menos disponível nos últimos anos. Além disso, não há estudos randomizados controlados que favoreçam o uso da cimetidina para o tratamento de síndrome PFAPA.[9]

No tratamento cirúrgico, a amigdalectomia é a única opção capaz de promover a melhora dos sintomas da síndrome PFAPA. Presume-se que a melhora sintomatológica ocorra, pois o procedimento atua diretamente sobre os parênquima amigdaliano, local onde teria início uma resposta imunitária anômala a partir de um processo infeccioso comum em orofaringe.

Não está comprovado que combinar adenoidectomia com amigdalectomia pode melhorar o desfecho, em comparação à tonsilectomia isoladamente. Além disso, não existem razões para uma maior taxa de complicações de amigdalectomia nos doentes com essa síndrome em relação a outros. Levando em consideração que não houve diferenças estatisticamente significativas entre os resultados terapêuticos da corticoterapia e da amigdalectomia e algumas preocupações quanto à aplicabilidade dos resultados dessa metanálise, devem-se pesar os riscos e as consequências da cirurgia contra a alternativa de utilizar medicamentos.[10] A corticoterapia deve ser considerada a terapêutica inicial; porém, o tratamento cirúrgico pode ter utilidade na resolução dos sintomas em longo prazo e nos casos refratários ao tratamento farmacológico.

A 25-hidroxivitamina D tem recebido atenção como um possível regulador da inflamação. Dois pequenos estudos recentes demonstraram diferença significativa nos níveis de vitamina D entre os pacientes com PFAPA e controle, bem como uma redução significativa no número de episódios febris e um encurtamento da duração média dos episódios em pacientes após a suplementação com vitamina D. Contudo, com base nesses dados restritos, não é possível concluir que a vitamina D é eficaz no tratamento ou na prevenção da síndrome PFAPA.[11]

A Tabela 2.1 resume as opções de tratamento farmacológico descritas para síndrome PFAPA.

Tabela 2.1 – Opções de tratamento farmacológico para síndrome PFAPA

Tratamento dos episódios febris agudos	Dose	Observações
Prednisolona/prednisona ou equivalente	1-2 mg/kg, dose única via oral, administrada no 1º dia de febre	A dose pode ser repetida no 2º dia de manifestações, se persistirem os sintomas
Profilaxia de recorrências	**Dose**	**Observações**
Colchicina	0,5-1 mg/dia, via oral	Eventos adversos gastrointestinais frequentes
Cimetidina	20-40 mg/kg/dia, via oral	Baixa eficácia, baixa disponibilidade no mercado
Anakinra	1 mg/kg, via subcutânea, administrado no 1º e no 2º dias de febre	Custo-eficácia

Fonte: adaptada de Vanoni et al. (2016).[9]

Referências

1. Long SS. Distinguishing among prolonged, recurrent, and periodic fever syndromes: approach of a pediatric infectious diseases subspecialist. Pediatr Clin North Am. 2005 Jun;52:811-35, vii.
2. Marshall GS, Edwards KM, Lawton AR. PFAPA syndrome. Pediatr Infect Dis J. 1989;8:186-7.
3. Feder H. Periodic fever, aphtous stomatitis, pharyngitis, adenitis: a clinical review of a new syndrome. Curr Opin Pediatr. 2000;12:253-6.
4. Padeh S. Periodic fever syndromes. P Pediatr Clin North Am. 2005 Apr;52:577-609, vii.
5. Terreri MTRA, Bernardo WM, Len CA, Silva CAA, Magalhães CMR, Sacchetti SB, et al. Diretrizes de conduta e tratamento de síndromes febris periódicas: síndrome de febre periódica, estomatite aftosa, faringite e adenite. Rev Bras Reumatol. 2016;56:52-7.
6. Sampaio I, Marques JG. Periodic fever with aphthous stomatitis, pharyngitis and adenitis: report of 21 cases. Acta Med Port. 2011 Feb;24:37-42.
7. Moreira F, Pereira G, Marçal N, Guimarães J, Miranda D. Síndrome PFAPA – caso clínico. Rev Port Otorr. 2012;50:165-9.
8. Wurster VM, Carlucci JG, Feder HM Jr, Edwards KM. Long-term follow-up of children with periodic fever, aphthous stomatitis, pharyngitis and cervical adenitis syndrome. J Pediatr. 2011;159:958-64.
9. Vanoni F, Theodoropoulou K, Hofer M. PFAPA syndrome: a review on treatment and outcome. Pediatr Rheumatol Online J. 2016;14:38.
10. Burton MJ, Pollard AJ, Ramsden JD, Chong LY, Venekamp RP. Tonsillectomy for periodic fever, aphthous stomatitis, pharyngitis and cervical adenitis syndrome (PFAPA). Cochrane Database Syst Rev. 2014 Sep 11;9:CD008669.
11. Mahamid M, Agbaria K, Mahamid A, Nseir W. Vitamin D linked to PFAPA syndrome. Int J Pediatr Otorhinolaryngol. 2013;77:362-4.

Capítulo 3

Síndromes íctero-hemorrágicas

**Valter Pinho dos Santos
Maria Célia Cervi
Deborah Ascar Requena Perez**

Introdução

As síndromes íctero-hemorrágicas constituem um grupo de várias doenças infecciosas, as quais, além da presença de icterícia e hemorragias na evolução, em geral, são acompanhadas de quadros febris e se apresentam de maneira aguda, sendo SFIHA – síndromes febris íctero-hemorrágicas agudas –, portanto, sua sigla mais representativa. Por se apresentarem com formas clínicas semelhantes, uma mesma doença pode ainda apresentar diferentes espectros clínicos durante a evolução, sendo importante avaliar casos SFIHA com base em aspectos clínico-epidemiológicos para tomada de decisões e ações diagnósticas e terapêuticas, além de desencadear ações de vigilância epidemiológica com base no diagnóstico sindrômico de doenças. Em outros capítulos deste livro, contempla-se toda uma gama de doenças com potencial sindrômico semelhante, as quais, atualmente, são importantes do ponto de vista epidemiológico, como reemergência das Arboviroses.

Neste capítulo, serão abordadas as demais doenças infecciosas incluídas nas SFIHA, que fazem parte do diagnóstico diferencial, ainda que sejam de menor frequência na faixa etária pediátrica, dado o tipo de exposição. São elas: leptospirose, febre maculosa, hepatites virais, febre amarela e hantavirose. A meningococcemia, outras arboviroses e demais septicemias são abordadas em outros capítulos.

Diagnóstico clínico-laboratorial com vigilância epidemiológica

As SFIHA incluídas na Lista Nacional de Doenças de Notificação Compulsória[1] são definidas como:

- Doenças febris com menos de três semanas de evolução, cursando com:
  - síndrome ictérica: sinais clínicos de icterícia cutânea e/ou de mucosa;
  - síndrome hemorrágica: manifestações de petéquias e exantema, podendo evoluir com púrpura, sufusões, equimoses e até sangramentos, como epistaxe, gengivorragia, hemoptise e melena.

Podem evoluir com alta letalidade e ocorrer em surtos de casos. Apresentam difícil diagnóstico diferencial e limitações laboratoriais.

Inicialmente, indica-se o tratamento empírico, muitas vezes, com suporte hospitalar e de terapia intensiva, incluindo hidratação precoce, hemodiálise, ventilação mecânica, protocolo de sepse etc.

- Síndromes febris agudas com icterícia e/ou hemorragia:
  - Hepatites virais.
  - Febre maculosa.
  - Leptospirose.
  - Hantavírus.
  - Febre amarela.
  - Malária (excluir casos da região amazônica ou após viagens para áreas endêmicas).

- Outras viroses, como Arenavírus (Lassa, Sabiá, Junin, Machupo etc.).

A Figura 3.1 apresenta o fluxograma de atendimento às SFIHA.

Hepatites virais

As hepatites virais são doenças provocadas por diferentes vírus, com tropismo primário pelo fígado, e são diferenciadas por aspectos epidemiológicos, clínicos e laboratoriais.

A ocorrência é endêmica e universal, variando de região para região. No Brasil, os vírus da hepatite A (VHA), vírus da hepatite B (VHB) e vírus da hepatite C (VHC) são os mais importantes.

O VHA é um vírus RNA membro da família *Picornaviridae*. Após a infecção, é replicado no fígado e excretado na bile, sendo detectado em grandes concentrações nas fezes. O período de incubação é, em média, de 28 dias, variando de 15 a 50 dias. O pico da concentração do vírus nas fezes e a maior infetividade ocorrem nas 2 semanas anteriores ao início dos sintomas, e o risco de transmissão decresce rapidamente nas 2 semanas após o início da icterícia. Em crianças pequenas, pode-se detectar o vírus nas fezes mesmo após esse período, entretanto, o risco de transmissão é incerto.[2]

O VHA apresenta apenas um sorotipo, e a imunidade resultante da infecção é por toda a vida. O modo de transmissão mais comum é de pessoa a pessoa, via fecal-oral, e está estreitamente relacionado com as condições de saneamento básico, com a qualidade da água e dos alimentos e com a higiene pessoal. O período de viremia do VHA é curto, e as transmissões parenteral (transfusão) e percutânea (inoculação acidental) são raras.

O VHB é um vírus DNA membro da família *Hepadnaviridae* de alta infetividade. Definem-se nove sorotipos dependentes da heterogenicidade sorológica do antígeno de superfície (HBsAg); porém, a infecção ou a imunização conferem proteção a todos eles. O VHB está presente em elevadas concentrações, tanto no sangue quanto em lesões de indivíduos infectados aguda ou cronicamente, e também é detectado em objetos contaminados (p. ex., seringas, agulhas, escovas de dente, alicates de manicure, lâminas de barbear) e em materiais de tatuagem e *piercings* inadequadamente esterilizados.

A transmissão perinatal do VHB é elevada e dependente do estádio da infecção materna, sendo que a presença do antígeno e de superfície (HBeAg) é indicativa de alta infetividade

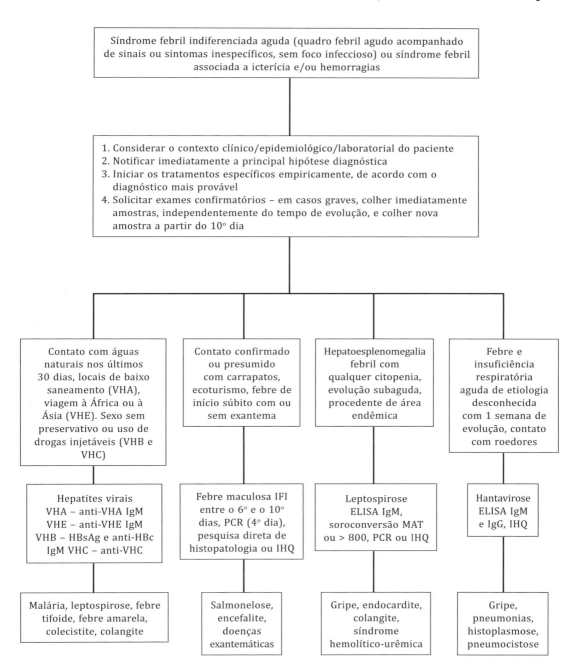

Figura 3.1 – *Fluxo de atendimento às síndromes febris íctero-hemorrágicas agudas (SFIHA).*

anti-HBc: anticorpo contra antígeno core de vírus hepatite B; ELISA: do inglês, *Enzyme-Linked Immunosorbent Assay*; IFI: reação de imunofluorescência indireta; IgG: imunoglobulina G; IgM: imunoglobulina M; IHQ: imuno-histoquímica; MAT: reação de macroaglutinação; PCR: reação em cadeia da polimerase; VHA: vírus da hepatite A; HBsAg: antígeno de superfície da Hepatite B; VHB: vírus da hepatite B; VHC: vírus da hepatite C; VHE: vírus da hepatite E.

Fonte: adaptada de CIEVS Minas (2014).[12]

e alta carga viral. A transmissão intraútero é rara, de aproximadamente 3% das infecções verticais.[3] Apesar de ser possível detectar o vírus da hepatite B no leite materno, não há contraindicação ao aleitamento. O período de incubação varia de 30 a 180 dias; o risco de transmissibilidade é de 2 a 3 semanas antes do início das manifestações clínicas, persistindo durante a evolução clínica da doença.

O VHC é um vírus RNA da família *Flaviviridae*. O principal modo de transmissão é a exposição percutânea a sangue, particularmente em compartilhamento de material para uso de drogas injetáveis, tatuagens e *piercings*, e os profissionais de saúde são mais suscetíveis a exposição percutânea, assim como pacientes submetidos a hemodiálise. O risco de transmissão pós-transfusão é considerado em pacientes transfundidos anteriormente a 1993. A transmissão sexual não é comum, sendo, eventualmente, associada a múltiplos parceiros, coinfectados pelo HIV, ou na presença de lesões genitais (doenças sexualmente transmissíveis) e de alta carga viral do VHC.

O VHC pode ser isolado em saliva, leite materno e sêmen, mas não são considerados de risco para transmissão. O vírus não penetra pele intacta, e não ocorre transmissão por via aérea. Na criança, o mais importante modo de transmissão é perinatal, com risco estimado de 5%, sendo bem mais elevado em mães com alta carga viral do VHC e coinfectadas pelo HIV; a transmissão intraútero é incomum. A detecção do RNA do VHC no recém-nascido é feita já no 1º mês de vida e, em alguns casos, mais tardiamente, até o 6º mês. A presença de anticorpos contra o VHC até 18 meses de vida pode ser decorrente apenas da passagem transplacentária de anticorpos maternos. Para o diagnóstico da infecção no recém-nascido, recomenda-se a realização da reação em cadeia da polimerase (do inglês, *polymerase chain reaction* – PCR) para VHC com 1 a 2 meses de idade e aos 6 meses. O período de incubação da doença varia de 15 a 180 dias, e a transmissibilidade é possível 1 semana antes dos sintomas, estendendo-se enquanto o paciente for detectado com o vírus (PCR-VHC).

O vírus da hepatite D (VHD), ou delta, infecta e causa doença hepática somente em pessoas com infecção aguda ou crônica pelo vírus B (VHB). É considerado um vírus satélite, em razão da incapacidade de codificar o próprio envelope proteico, necessitando do antígeno de superfície do vírus B (HBsAg) para estabelecer a infecção. A coinfecção aguda dos vírus B e D evolui de maneira semelhante à infecção pelo vírus B, entretanto, aumenta muito a possibilidade de evolução para hepatite fulminante (até 5% dos casos).[4] Em pacientes já portadores do vírus B assintomáticos ou crônicos, a infecção pelo vírus D pode desencadear quadros mais severos. O período de incubação na coinfecção aguda (VHB-VHD) é semelhante ao da hepatite B (30 a 180 dias) e mais curto (15 a 60 dias) em pacientes previamente infectados pelo vírus B.

O vírus da hepatite E (VHE) é um vírus RNA da família *Hepeviridae*, endêmica globalmente, que acomete mais os adultos e frequentemente se manifesta de maneira epidêmica. A transmissão é fecal-oral, principalmente por ingestão de água contaminada e por dejetos humanos ou de animais. A transmissibilidade ocorre de 2 semanas antes do início dos sintomas até 15 dias após a doença. A evolução clínica é favorável, com alto risco de hepatite fulminante em gestantes no 3º trimestre de gravidez, desencadeando partos prematuros e risco de infecção grave no recém-nascido. O período de incubação é de 15 a 60 dias, e os sinais clínicos são indistinguíveis de outras hepatites virais.

Quadro clínico

Nas diferentes hepatites virais, o quadro clínico pode ser semelhante, incluindo desde quadros assintomáticos ou oligossintomáticos (mais frequente na infecção pelo vírus C) até quadros de hepatite aguda sintomática (em nosso meio, principalmente hepatite A e hepatite B).

Hepatite aguda – fase aguda

- **Fase prodômica ou pré-ictérica:** os sintomas são inespecíficos e variáveis, incluindo anorexia, vômitos, náuseas, diarreia, cefaleia, febre baixa, astenia, fadiga, mialgia, desconforto em hipocôndrio direito, artralgia ou artrite, urticária e exantema.
- **Fase ictérica:** em geral, os sintomas prodômicos diminuem, podendo surgir hepatomegalia dolorosa e, eventualmente, esplenomegalia. A hiperbilirrubinemia é predominante, à custa da fração direta; a fosfatase alcalina e a gamaglutamiltransferase permanecem normais ou discretamente elevadas. Há aumento das aminotransferases de 10 a 100 vezes o índice normal, e estas regridem em algumas semanas; a fraqueza e o cansaço às vezes persistem por meses.

Em crianças menores de 6 anos, a hepatite A é geralmente assintomática (mais de 90% dos casos), ao passo que, em crianças mais velhas e adultos, os sintomas e a icterícia são mais presentes. Não evolui para cronicidade, mas formas evolutivas menos comuns podem ocorrer, como recidiva após 1 a 4 meses de evolução, com recrudescimento do aumento das transaminases e persistência de IgM anti-VHA. Outra possibilidade é a forma colestática, em que persistem elevadas concentrações de bilirrubinas (> 10 mg/dL) e icterícia, que pode persistir por mais de 3 meses. Raramente a hepatite A evolui como hepatite fulminante (0,1% dos casos sintomáticos) ou desencadeante de hepatite autoimune em pacientes predispostos.

Hepatite crônica

A infecção pelos VHB, VHC e VHD pode evoluir para formas crônicas, sendo definida como persistência do vírus por mais de seis meses no hospedeiro, e tem impacto epidemiológico, perpetuando a transmissibilidade. A infecção pelo VHB é uma das principais causas em todo o mundo, mas sua incidência tem decrescido, graças à vacinação universal contra o VHB e o melhor controle dos doadores de sangue. O risco de cronicidade é dependente da idade, chega a 90% para recém-nascidos de mães portadoras do HBsAg e HBeAg, e 5 a 20% para crianças nascidas de mães portadoras do HBsAg, porém, negativas para HBeAg.

Em adolescentes e adultos, o risco de cronicidade é de aproximadamente 10%. Esses indivíduos podem persistir assintomáticos, com replicação baixa ou ausente, e sem alterações importantes na histologia hepática; porém, permanecem transmissores do vírus. Outros podem evoluir com hepatite crônica, sinais de danos na histologia hepática e com ou sem alterações clínicas, podendo desenvolver cirrose e/ou hepatocarcinoma.

Hepatite fulminante

É caracterizada por insuficiência hepática e encefalopatia que se desenvolve até oito semanas após o início dos sintomas em pacientes sem alteração hepática prévia. Em pediatria, em 50% dos casos, as principais causas são os VHA e VHE, o VHB é importante em áreas com alta endemicidade, e o uso de drogas hepatotóxicas. A mortalidade chega a 90% em crianças, quando não realizado transplante hepático.[5]

Diagnóstico diferencial

- **Período neonatal:** infecções congênitas (lues, toxoplasmose, rubéola, vírus herpes), enterovírus e candidíase sistêmica. Considerar doenças metabólicas, deficiência de alfa-1 antitripsina, anemias hemolíticas, hipotireoidismo, atresia de vias biliares e colestase intra-hepática.

- **Lactentes:** hepatite infecciosa no decurso de pneumonias e infecção do trato urinário.
- **Crianças maiores, adolescentes e adultos:** dengue, leptospirose, febre amarela, febre maculosa, causas autoimunes (hepatite autoimune, colangite esclerosante primária), causas metabólicas (fibrose cística, deficiência de alfa-1 antitripsina, frutosemia, galactosemia, doença de depósito do glicogênio, doenças do metabolismo proteico e lipídico), doença de Wilson, exposição a drogas como acetaminofen, isoniazida, fenitoína, carbamazina e fenobarbital e tumores hepáticos.

Diagnóstico laboratorial

Na avaliação inicial, hemograma, urina tipo 1, bilirrubinas, TGO/TGP, fosfatase alcalina e gama GT. Quadros mais graves incluem albumina, tempo de protrombina, glicemia e amônia.

Para confirmação do agente etiológico:
- Hepatite A: IgM e IgG específica.
- Hepatite B: testes diagnósticos, antígenos e anticorpos (Quadro 3.1).
- Hepatite C: anti-VHC, quando presente é indicativo de infecção, entretanto não define se já houve cura. VHC-RNA confirma os casos crônicos e monitora a resposta ao tratamento antiviral.
- Hepatite D: anti-VHD, sempre avaliado em conjunto com a sorologia do vírus da hepatite B.

Quadro 3.1 – Interpretação sorológica da hepatite B	
HBsAg (antígeno de superfície VHB)	*Detecta pessoas infectadas aguda ou cronicamente; antígeno utilizado na vacina de hepatite B*
Anti-Hbs (anticorpo contra HBsAg)	Identifica pessoas com infecção resolvida; imunidade após imunização
HBeAg (antígeno do VHB)	Detecta pessoas infectadas com maior risco de transmissão
Anti-HBe (anticorpo contra HBeAg)	Identifica pessoas infectadas com baixo risco de transmissão
Anti-HBc total (anticorpo contra HBcAg)	Detecta pessoas com infecção resolvida, infecção aguda ou crônica
IgM anti-HBc (anticorpo IgM contra HBcAg)	Detecta pessoas com infecção recente e aguda (inclui pessoas HBsAg negativas no curso da "janela" de infecção)

Fonte: adaptado de Collier e Schullie (2016).[6]

Tratamento

Tratamento sintomático para náuseas, vômitos e prurido. A dieta com menos gordura e rica em carboidratos é mais bem tolerada. O uso de qualquer medicação deve ser por recomendação médica. Na suspeita de hepatite fulminante, indica-se internação imediata para tratamento de suporte e possível indicação de transplante hepático.

Para pacientes com hepatite crônica por VHB e VHC, existem protocolos clínicos e diretrizes específicas do Ministério da Saúde para tratamento com drogas antivirais, como alfapeguinterferona 2a, alfapeguinterferona 2b, entecavir e tenofovir.[7]

Prevenção

As vacinas hepatite A e hepatite B estão disponíveis no Programa Nacional de Imunizações. A vacina hepatite B previne também a coinfecção VHB-VHD.

Crianças nascidas de mães HBsAg positivas devem receber a imunoglobulina hiperimune contra hepatite B, em conjunto com a vacina, idealmente, nas primeiras 12 horas de vida.

Riquetsioses

As riquetsioses são doenças de distribuição universal causadas por bactérias do gênero *Rickettsia*, cursando como infecções zoonóticas que eventualmente acometem o homem. Apresentam algumas características semelhantes, como tamanho e forma, provocam lesões de pequenos vasos sanguíneos, desenvolvendo uma vasculite sistêmica, e evoluem como doença febril aguda, caracterizada por febre, cefaleia e exantema. As principais entidades clínicas reconhecidas são a febre maculosa, a erliquiose humana e o tifo. As riquétsias são pequenas bactérias pleomórficas e intracelulares obrigatórias que crescem apenas em células vivas. Perpetuam-se na natureza por um ciclo envolvendo reservatórios mamíferos e insetos vetores. Dependendo da doença, o vetor pode ser o carrapato, o piolho, a pulga ou o ácaro.

Todo caso suspeito de riquetsiose é de notificação compulsória. No Brasil, a febre maculosa é a doença de maior importância para a saúde pública, por apresentar elevada letalidade e acometer a população economicamente ativa.

Febre maculosa

No Brasil, o agente etiológico da febre maculosa é a *Rickettsia rickettsii*, conhecida, nos Estados Unidos, como febre maculosa das montanhas rochosas. A transmissão ocorre após picada de carrapato infectado que adere à pele do hospedeiro por um período mínimo de 4 a 6 horas. Em nosso meio, os principais reservatórios da riquétsia são os carrapatos do gênero *Amblyomma*, entre eles o *A. cajennense*, o *A. dubitatum* e o *A. aureolatum*. Esses carrapatos, que também são vetores, estão dispersos por todo o território nacional, sendo o mais importante deles o *A. cajennense*, também conhecido como "carrapato estrela", cujas larvas são conhecidas como "micuins".

Os equídeos, os marsupiais, como o gambá, e os roedores, como a capivara, desempenham um importante papel no ciclo de transmissão da febre maculosa, atuando como amplificadores de riquétsias e transportadores de carrapatos.[8] A maioria dos casos concentra-se na região Sudeste, havendo casos isolados em outras regiões. É uma doença tipicamente rural, mas, nos últimos anos, tem sido crescente o número de casos urbanos.

Os carrapatos, uma vez infectados pela riquétsia, assim permanecem por toda a vida, que varia de 18 a 36 meses. Há a possibilidade de infecção vertical, de uma geração para outra de carrapatos e, também, por transmissão transestadial e interestadial; não há transmissão da febre maculosa de uma pessoa para outra.

O número de casos de febre maculosa no Brasil, no período de 2000 a 2017, foi de 1.747, com 554 óbitos. No Estado de São Paulo, para o mesmo período, o número de casos foi de 837, e o de óbitos, 431, representando uma letalidade muito importante.[9]

Quadro clínico

Após um período de incubação que varia de 2 a 14 dias, a doença manifesta-se de maneira multissistêmica, com início geralmente súbito e agudo, podendo haver formas oligossintomáticas. Nos estágios iniciais, a suspeita clínica pode ser difícil na distinção com outros quadros bacterianos ou virais e, principalmente, na ausência de histórico de contato com carrapato. As manifestações clínicas mais observadas são:

- Febre, mialgia generalizada, cefaleia intensa e hiperemia com congestão conjuntival.
- Manifestações gastrointestinais, como náuseas, vômitos, diarreia e dor abdominal que pode simular abdome agudo.
- Exantema é um sinal importante e presente em mais de 50% dos casos. Surge entre o 3º e o 5º dia após o início da febre e, quando típico, é de aspecto maculopapular, aparecendo primeiro em punhos e tornozelos e avançando para o tronco e a face. O envolvimento das palmas das mãos e das plantas dos pés é característico; porém, ocorre em menos de 50% das vezes. O exantema pode, ainda, ser petequial e, eventualmente, evoluir com necrose de pele ou gangrena, em consequência de lesões na microcirculação. A referência à picada ou exposição ao carrapato é relatada em 40 a 50% dos casos.[10]

Alterações do sensório e sinais meníngeos são frequentes, assim como artralgias, hipotensão e hepatoesplenomegalia. As infecções mais severas podem evoluir rapidamente com síndrome do desconforto respiratório, bloqueio atrioventricular de primeiro grau, falência cardíaca, coagulação intravascular disseminada (CIVD), gangrena, convulsão e óbito. Crianças, idosos, alcoólatras e pacientes com deficiência de glicose-6-fosfato-desidrogenase (G6PD) são predispostos às formas mais graves e fulminantes da doença.

Diagnóstico diferencial

A sintomatologia inespecífica da febre maculosa dificulta o diagnóstico. Dependendo da progressão da doença e da epidemiologia, é preciso considerar diversas patologias, como dengue, febre amarela, hepatites, leptospirose, meningococcemias, febre tifoide, malária, sepse, enteroviroses, caxumba, rubéola, sarampo, sífilis secundária, reação a drogas ou outras riquetsioses do grupo tifo, como erliquiose e borreliose.

Diagnóstico laboratorial

Não há um teste laboratorial que estabeleça rapidamente o diagnóstico de febre maculosa. Antes do aparecimento do exantema, a suspeita é clínico-epidemiológica.

Exames complementares

- **Hemograma:** contagem de leucócitos frequentemente normais ou leucopenia e plaquetopenia, principalmente em casos mais severos.
- **Função hepática:** pode haver aumento de transaminases, bilirrubinas e diminuição da albumina.
- **Eletrólitos:** hiponatremia é frequente em presença do dano vascular.
- **Enzimas:** creatinoquinase (CK) e desidrogenase lática (DHL) geralmente elevadas.
- **Líquor:** realizado em pacientes com sinais meníngeos.

Exames específicos

Os exames para definir a doença são sorologia, métodos moleculares, imuno-histoquímica ou cultura de células.

A imunofluorescência indireta de anticorpos é o método de referência e o mais utilizado; os anticorpos são detectados de 7 a 10 dias após o início da doença, e esse exame deve ser repetido 15 dias depois (amostra pareada). Títulos de anticorpos superiores ou iguais a 1:64, em uma amostra, ou uma diferença de quatro vezes na titulação das duas amostras definem critério diagnóstico sorológico da febre maculosa.

A pesquisa direta da riquétsia por meio de imuno-histoquímica é realizada com amostras de tecido obtidas por biópsia de pele, de petéquias ou de material de necropsia.

Detecção molecular do patógeno (PCR) é indicada especialmente em casos graves; é mais complexa e pode não detectar a riquétsia nos estágios iniciais da infecção.

Tratamento

O tratamento precoce é imprescindível para a recuperação do paciente. A droga de escolha para o tratamento de todas as doenças riquetsiais é a doxiciclina, independentemente da gravidade e da idade do paciente. Em crianças menores de 9 anos, o uso de doxiciclina na dose e no tempo de tratamento da febre maculosa não induz a formação de manchas nos dentes, diferentemente das antigas tetraciclinas.[11] A utilização de doxiciclina intravenosa foi aprovada no Brasil pelo Comitê Técnico Assessor do Ministério da Saúde e incorporada à lista de medicamentos estratégicos em 2014, entretanto, em função de problemas de fornecimento por laboratórios, até o fim de 2017 a droga ainda não estava disponível no Brasil.

Casos leves e moderados

- Doxiciclina (comprimidos):
    - Crianças: 4 mg/kg/dia, divididos em duas doses. O tempo de tratamento é, em média, de 7 dias, ou por mais 3 dias após ausência de febre.
    - Adultos: um comprimido de 100 mg a cada 12 horas.

Casos graves

- Doxiciclina (intravenosa): ainda não disponível no Brasil, é a terapêutica mais indicada.
    - Crianças: 4 mg/kg/dia, divididos em duas doses, por 7 dias, em média, dependendo da resposta do paciente e/ou da presença de complicações.
    - Adultos: 100 mg, a cada 12 horas.
- Cloranfenicol (intravenoso): é a droga disponível no Brasil.[12]
    - Crianças: 50-100 mg/kg/dia, a cada 6 horas.
    - Adultos: 50-100 mg/kg/dia, a cada 6 horas. O tempo de tratamento é, em média, de 7 dias, dependendo da resposta do paciente e da ausência de febre por um período mínimo de 3 dias.

Leptospirose[12-14]

A leptospirose é das mais importantes zoonoses do nosso meio, com letalidade que pode chegar a 40%. No Brasil, em 2014, ocorreram cerca de 5.000 casos, 20% deles em menores de 19 anos. No homem, é uma doença febril aguda causada por espiroquetas do gênero *Leptospira* e sete espécies *interrogans* com vários sorovares (*icterohemorragiae*, *copenhagen*, *canícola*, *ballum*, *pyrogenes*, *grippotyphosa*, *australis* e *autumnalis*). O principal reservatório é o roedor sinantrópico, que é a ratazana de esgoto (*L. interrogans icterohemorragiae*). Outros animais podem ser a fonte da leptospirose (suínos, ovinos, caprinos, equinos, cão), mas o rato, principalmente o de esgoto, é o portador universal. A transmissão ocorre a partir do contato com a urina dos roedores (em situações de enchentes e de ocupações relacionadas à limpeza de esgotos). A infecção ocorre pela pele lesada (íntegra, quando a exposição é prolongada), pela mucosa e pela ingestão de água ou de alimentos contaminados pela *Leptospira*. Sangue, tecidos e órgãos de animais infectados também podem ser fonte de infecção. Embora, na maioria, dos casos seja oligo ou assintomática, em 10% dos casos apresenta uma forma grave, cursando com icterícia, manifestações hemorrágicas e até insuficiência renal (doença de Weil). A imunidade ocorre por anticorpos específicos a cada sorovar-específico, com soroconversão 7 a 10 dias após a resposta à infecção bacteriana.

- **Casos suspeitos de leptospirose:** em casos com sinais e sintomas sugestivos da doença, como febre, mialgia (mais em panturrilhas), vômitos, calafrios, diminuição do volume urinário, hiperemia de conjuntiva e icterícia ou sinais e sintomas de processo infeccioso inespecífico (ou seja, no mínimo, febre), com antecedentes epidemiológicos sugestivos nos últimos 30 dias – contato com água ou lama de enchente, esgoto, fossa, lixo, material para reciclagem, água de córrego, rio, lago, represa ou contato direto com urina de animal com leptospirose – deve-se fazer ficha de notificação pelo Sistema de Informação de Agravos de Notificação (Sinan). O período de incubação é de 7 a 10 dias, podendo ter extremos de 1 a 30 dias.
  - **Casos leves:** febre, cefaleia e mialgia (com duração de 4 a 7 dias, em média).
  - **Casos moderados ou graves:** além da febre, cefaleia e mialgia, icterícia e/ou alteração do fluxo urinário (aumento ou diminuição) e/ou alguma manifestação hemorrágica e/ou prostração intensa e/ou dispneia e/ou alteração neurológica e/ou de consciência.
- **Forma anictérica:** pode ser inaparente, manifestar-se como quadro gripal ou apresentar-se de maneira bifásica.
  - **Primeira fase da leptospiremia:** apresentação súbita com febre alta contínua e calafrios; mialgia intensa e generalizada, principalmente nas panturrilhas; cefaleia e dor retro-orbitária; dor abdominal; artralgia; fotofobia; náuseas, vômitos; diarreia; hiperemia e/ou hemorragias subconjuntivais; faringite; tosse. Após 4 a 7 dias da doença, pode haver desaparecimento dos sintomas por 2 a 3 dias – período de remissão, com ressurgimento da doença, conferindo à leptospirose um caráter bifásico.
  - **Segunda fase imune da leptospirose:** ocorre apenas em alguns pacientes e caracteriza-se pelo aparecimento de meningite (com bom prognóstico), semelhante à meningite asséptica. Outras alterações neurológicas descritas são: encefalites, nistagmo, radiculites, paralisias focais, convulsões e outras. Pode também ocorrer hemorragia cerebral ou meníngea. Surgimento de exantema em 10 a 20% dos casos tipo macular, maculopapular, eritematoso, urticariforme, petequial ou hemorrágico. Uveíte: pode surgir de 3 semanas a até 1 ano após o desaparecimento dos sintomas.
- **Forma ictérica:** a partir do terceiro dia da doença surge a icterícia, caracterizando quadro grave, que corre em 15% dos casos. Não costuma ocorrer de maneira bifásica. A icterícia é rubínica ou alaranjada, em virtude da associação do aumento de bilirrubinas com a vasodilatação cutânea atribuída à vasculite. Surgem manifestações hemorrágicas como petéquias, sufusões hemorrágicas, epistaxe, hemorragia digestiva e outras. A tosse com ou sem secreção hemoptoicas, dispneia e até quadro de hemorragia pulmonar maciça podem causar o óbito. Disfunção renal decorrente da desidratação, dos fenômenos hemorrágicos, da nefrite intersticial ou, mais raramente, da disfunção miocárdica. O volume urinário pode estar aumentado, normal ou reduzido. A miocardite provocando insuficiência cardíaca não é frequente. A hepatomegalia é comum. A síndrome de Weil na criança é pouco comum, devendo-se afastar outras causas, como sepse. A morte, na leptospirose, é limitada aos casos de síndrome de Weil: tríade de hemorragia, icterícia e insuficiência renal aguda. É o componente mais grave e letal da leptospirose. Causa acometimento pulmonar por hemorragia e é decorrente, na maioria dos casos, de fenômenos hemorrágicos ou de alterações cardíacas. A icterícia rubínica não é exclusiva da leptospirose. A fase de convalescença na leptospirose dura 2 a 3 semanas.

Exames complementares

- **Hemograma:** leucocitose com neutrofilia e desvio à esquerda, às vezes, com reação leucemoide, trombocitopenia, aumento do hematócrito (devido à desidratação) e anemia (mais comum na síndrome de Weil, independentemente da ocorrência de fenômenos hemorrágicos).
- **Velocidade de hemossedimentação:** está comumente elevada (ao contrário do que ocorre na febre amarela).
- **Tempo de protrombina:** pode estar reduzida nas formas ictéricas.
- **Função renal:** está alterada nas formas graves (ictéricas). O potássio, ao contrário das outras causas de disfunção renal, é normal ou baixo. Enzimas hepáticas e transaminases geralmente não ultrapassam quatro vezes o valor de referência, o que auxilia no diagnóstico diferencial de hepatite e febre amarela.
- **Bilirrubinas:** ocorre aumento das duas frações na forma ictérica – síndrome de Weil –, com predomínio da bilirrubina direta. As bilirrubinas aumentam rapidamente para níveis muito altos, não sendo raros valores superiores a 40 mg%.
- **Eletrocardiograma:** em formas graves, ocorrem alterações de repolarização ventricular e fibrilação atrial; bloqueios atrioventriculares, bloqueios de ramo, ritmo juncional e sobrecargas ventriculares e atriais.
- **Radiografia de tórax:** é comum o infiltrado intersticial difuso. Pode ter derrame pleural ou consolidação. É importante afastar infecção bacteriana.
- **Líquor:** mostra pleocitose discreta com mononucleares, proteínas pouco aumentadas, glicose normal e ausência de bactérias no Gram.

Diagnóstico etiológico

- Isolamento da bactéria por cultura em laboratório de referência (Adolfo Lutz, em São Paulo, e Lacen nos demais estados), utilizando os meios de Fletcher ou de Stuart. Cultura pode ser colhida do sangue ou do líquor durante a primeira semana da doença, e o crescimento ocorre após 5 a 10 dias, podendo levar 2 meses.
- Cultura de urina deverá ser realizada após a 2ª semana da doença, com sensibilidade e especificidade mais baixas que sangue e líquor.
- Reação de macroaglutinação (MAT) com título > 200 ou aumento de quatro vezes o valor inicial, com sensibilidade de moderada a boa ou teste ELISA-IgM reagente.
- Microaglutinação com título ≥ 1:800 ou soroconversão ≥ 2 amostras/15 dias, aumento de títulos – quatro vezes) – muito sensível e extremamente específico, recomendado pela OMS é considerado padrão-ouro.
- PCR e imuno-histoquímica em casos de óbito.

Conduta terapêutica

- Fase precoce:
  - adultos: amoxicilina 500 mg VO a cada 8 horas ou doxiciclina 100 mg VO a cada 12 horas, por 5 a 7 dias;
  - crianças: amoxicilina 50 mg/kg/dia VO a cada 6 horas, por 5 a 7 dias;
  - Azitromicina e claritromicina são alternativas.

- Fase tardia (tratar por pelo menos 7 dias):
    - adultos: ceftriaxona 1-2 g IV a cada 24 horas; cefotaxima 1 g IV a cada 6 horas; penicilina G cristalina 1.000.000 UI IV a cada 6 horas; ampicilina 1 g IV a cada 6 horas.
    - crianças: ceftriaxona 80-100 mg/kg/dia, em 1 a 2 doses; cefotaxima 50-100 mg/kg/dia, em 2 a 4 doses; penicilina G cristalina 50.000-100.000 UI/kg/dia IV, em 4 a 6 doses; ampicilina 50-100 mg/kg/dia IV, em 4 doses.

Em razão de seus efeitos adversos, a doxiciclina não deve ser utilizada em mulheres grávidas e em pacientes portadores de nefropatias e hepatopatias.

Prevenção da leptospirose

Nas situações de risco notificadas deve-se adotar as medidas de controle. É fundamental a melhoria das condições de saneamento básico e de trabalho (p. ex., uso de luvas e de botas, nos casos de exposição ocupacional). Evitar o contato com água de enchente. Não se dispõe de vacina para seres humanos em nosso meio. A vacina para animais evita a doença, mas não impede a infecção nem a transmissão da doença.

A profilaxia antibiótica está indicada, em situações não epidêmicas, para pessoas que vão se expor (por um período curto) utiliza-se a doxiciclina (200 mg/semana). Levando em conta o custo-benefício, não está indicada a quimioprofilaxia antibiótica em massa nos casos de epidemia, sendo recomendados, então, o diagnóstico e o tratamento precoce.

Para tratamento da água potencialmente contaminada, deve-se utilizar uma gota de cloro para cada litro de água. Já para a limpeza de lama de enchente, devem-se utilizar duas xícaras de água sanitária para cada 10 litros de água limpa.

Hantavirose[14,15]

As hantaviroses são zoonoses de roedores que ocorrem em quase todo o mundo. São conhecidas duas doenças humanas associadas à infecção por hantavírus: a febre hemorrágica com síndrome renal, na Ásia e na Europa, e a síndrome pulmonar e cardiovascular por hantavírus (SPCVH), nas Américas. São um grupo de doenças causadas por diferentes espécies de vírus do gênero hantavírus, da família *Bunyaviridae*. Os hantavírus estão relacionados com os roedores reservatórios, e a infecção ocorre a partir da inalação de partículas virais aerossolizadas presentes nos excrementos e na saliva de roedores infectados, sendo rara via cutâneo-mucosa.

Consideram-se casos suspeitos de hantavirose:
- febre acima de 38°C, mialgia, cefaleia e insuficiência respiratória de etiologia não determinada na primeira semana de doença;
- edema pulmonar não cardiogênico com óbito na primeira semana;
- doença febril com exposição de risco a roedores silvestres há 60 dias.

Quadro clínico

O período de incubação médio é de 2 a 3 semanas, entre 4 e 60 dias, a transmissibilidade ainda é desconhecida. Recomenda-se o isolamento do paciente em condições de proteção com barreiras (avental, luvas e máscara dotadas de filtros N95).
- **Fase prodrômica:** febre, mialgias, dor lombar, dor abdominal, astenia, cefaleia intensa e sintomas gastrointestinais, como náuseas, vômitos e diarreia. Esse quadro inespecífico

pode durar cerca de 1 a 6 dias, podendo prolongar-se por até 15 dias e, depois, regredir. Quando surge tosse seca, deve-se suspeitar da possibilidade de evolução para uma fase clínica mais grave, a cardiopulmonar.
- **Fase cardiopulmonar:** tosse, que em geral é seca, mas, em alguns casos, pode ser produtiva, acompanhada por taquicardia, taquidispneia e hipoxemia. Tais manifestações podem ser seguidas por uma rápida evolução para edema pulmonar não cardiogênico, hipotensão arterial e colapso circulatório. O infiltrado pulmonar intersticial difuso bilateral rapidamente evolui com enchimento alveolar, especialmente nos hilos e nas bases pulmonares. Derrame pleural bilateral de pequena magnitude é comum. A área cardíaca é normal. O índice cardíaco é baixo e a resistência vascular periférica é elevada, o oposto do que se observa no choque séptico. Além disso, o hematócrito eleva-se (> 45%) por extravasamento de fluidos do intravascular para o parênquima pulmonar. Observam-se leucocitose com desvio à esquerda, linfócitos atípicos no sangue periférico e plaquetopenia (< 130.000/mm^3). Os níveis de creatinina sérica podem elevar-se pela hipovolemia, com má perfusão renal, e por infecção viral do néfron. Elevam-se os teores de enzimas hepáticas. Coagulograma alterado associa-se a hematúria e melena, que pode ser uma fase hemorrágica.
- **Fase de convalescência:** pode durar semanas, e a recuperação é lenta.

Tratamento

Não há tratamento específico. O suporte de UTI com ajuste hemodinâmico é fundamental na fase cardiopulmonar, com reposição volêmica criteriosa e estabilização hemodinâmica com drogas vasoativas.

Diagnóstico laboratorial

O diagnóstico laboratorial é feito com teste sorológico de ELISA, visando à detecção de anticorpos IgM específicos. A presença desses anticorpos surge precocemente e, com o aparecimento da doença, mantêm-se detectáveis por 60 a 90 dias, relacionando-se a infecção recente. Utilizam-se também métodos de RT-PCR, que detecta o genoma do hantavírus em materiais clínicos, além de imuno-histoquímica.

Febre amarela

Doença viral febril aguda, não contagiosa, imunoprevenível, de curta duração e de gravidade variável.[16] É diagnóstico diferencial das febres íctero-hemorrágicas.

É uma zoonose causada por arbovírus, que são vírus transmitidos por artrópodes hematófagos (insetos).

Epidemiologia

A febre amarela é endêmica e enzoótica em florestas tropicais (Américas e África) e ocorre em surtos periódicos de magnitude variável. Na África, ocorrem 90% dos casos mundiais – cerca de 5.000 casos por ano.[17]

Atualmente, a febre amarela silvestre é uma doença endêmica no Brasil (principalmente na região amazônica). Os focos epidêmicos, até 1999, estavam restritos às regiões Norte, Centro-Oeste e no estado do Maranhão, com registros esporádicos em Minas Gerais. O grupo mais acometido é majoritariamente representado por adultos jovens masculinos de ocupação rural. Com relação à sazonalidade, os meses de janeiro a junho registram mais de 90% dos casos, coincidindo com as estações chuvosas e o aumento da densidade vetorial.[18,19]

Desde dezembro de 2016, o Brasil vem apresentando um dos maiores surtos de febre amarela silvestre da história, com ocorrências em estados da região Sudeste, principalmente Minas Gerais e Espírito Santo, mas também no Rio de Janeiro e em São Paulo (Figura 3.2).[17] Temperaturas elevadas, altas taxas pluviométricas, alta densidade de vetores e de hospedeiros primários, presença de indivíduos suscetíveis (baixa cobertura vacinal), além de novas linhagens virais, favorecem a ocorrência dos surtos de febre amarela.[18,19]

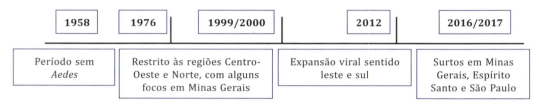

Figura 3.2 – *Evolução histórica da febre amarela.*
Fonte: elaborada pelos autores.

Etiologia

É um vírus RNA pertencente ao gênero *Flavivírus* da família *Flaviviridae* (*flavis* = amarelo). Apresenta somente um sorotipo, porém, com genótipos diferentes (dois americanos e um africano).

Patogenia

- **Transmissão:** o vírus é mantido na natureza a por meio da transmissão entre primatas não humanos (particularmente, macacos dos gêneros *Allouata*, *Cebus*, *Atelles* e *Callibrix*) e mosquitos silvestres arbóreos, principalmente, os dos gêneros *Haemagogus e Sabetes*.[16] Esse ciclo epidemiológico é conhecido como ciclo silvestre, e os locais onde ocorre são denominados epizootias. Nesse ciclo, o homem é considerado hospedeiro acidental.
- Os mosquitos são reservatórios do vírus e, uma vez infectados, permanecem assim durante toda a vida. Apenas as fêmeas transmitem o vírus, e pode ocorrer também a transmissão vertical, amplificando a disseminação do vírus na natureza. Os vetores apresentam atividade de picar predominantemente diurna.
- O homem é infectado pela picada do mosquito, para febre amarela silvestre (*Haemagogus* e *Sabethes*) e para febre amarela urbana (*Aedes Aegypti*). Não há transmissão de pessoa para pessoa.[17]
- **Período de viremia:** no ser humano, após a picada do inseto, o vírus amarílico é introduzido na circulação e atinge os linfonodos regionais, desaparecendo da circulação após 24 horas. Nos linfonodos, infectam células linfoides e macrófagos e se replicam. As partículas virais eliminadas são levadas dos vasos linfáticos até a corrente sanguínea, iniciando o período de viremia (sintomas febris). O período de viremia varia de horas

até 2 dias nas formas leves e de 5 a 7 dias nas formas graves. Durante a fase de viremia, o ser humano torna-se infectante para os vetores.[17]
- **Alterações fisiopatológicas:** através da via hematogênica, o vírus atinge o fígado. No fígado, causa, classicamente, degeneração hialina e acidófila dos hepatócitos (corpúsculos de Councilman-Rocha Lima).[17]

Fases evolutivas

- **Gravidade:** é variável – aproximadamente 90% dos casos totais evoluem de forma benigna para cura, ao passo que 10% são quadros graves. Dos quadros graves, 50% evoluem para o óbito. Os casos oligoassintomáticos (benignos) frequentemente acontecem em crianças de baixa idade cujas mães foram vacinadas ou tiveram a doença (em razão da passagem de anticorpos protetores via transplacentária). Os índios, ao adquirir imunidade materna e ao longo de sua vida, constituem outro grupo, em que a doença apresenta formas leves ou assintomáticas.[16]
- **Ciclos epidemiológicos:** a doença apresenta dois ciclos de transmissão distintos: silvestre e urbano. Do ponto de vista etiológico, clínico, imunológico e fisiopatológico, a doença é a mesma.[17] A forma urbana foi eliminada das Américas em 1959. Nessa situação, o ser humano é o único hospedeiro com importância epidemiológica (é uma antroponose). Já no ciclo silvestre, o ser humano funciona como hospedeiro acidental, e os primatas não humanos são os principais hospedeiros e amplificadores do vírus, visto que é uma zoonose.[18]
  Essas fases diferem entre si com relação aos seguintes fatores:
  - natureza dos transmissores: *Haemagogus* e *Sabethes* (febre amarela silvestre) × *Aedes* (febre amarela urbana);
  - hospedeiro vertebrado: primata não humano (febre amarela silvestre) × humano (febre amarela urbana);
  - local de ocorrência.

Apresentação clínica

- **Período de incubação:** em média, de 3 a 6 dias (até, no máximo, 15 dias após a picada).[17]
- **Período de transmissibilidade:**
  - **Intrínseco:** de homem para mosquito – 7 dias.
  - **Extrínseco:** de mosquito para homem ou primata não humano – de 8 a 12 dias após o repasto sanguíneo. A partir de então, a fêmea do mosquito é capaz de transmitir o vírus pelo resto da vida (6 a 8 semanas).

Quadro clínico

O quadro clínico da febre amarela inclui febre alta e súbita, cefaleia, mialgia e sintomas gastrointestinais; ausência de sintomas catarrais.

Definição de caso suspeito para notificação

Febre por até 7 dias, de início súbito, acompanhada de icterícia e/ou manifestações hemorrágicas, residente (ou procedente) de área de risco para febre amarela ou de locais com ocorrência de epizootia confirmada em primatas não humanos ou isolamento de vírus em mosquitos vetores, nos últimos 15 dias, não vacinados contra a febre amarela ou com estado vacinal ignorado.[1,16]

Evolução

As manifestações clínicas são muito variáveis, podendo haver desde casos oligoassintomáticos (maioria) até casos graves. Nos casos sintomáticos, a doença habitualmente se manifesta em três fases:[20]

1. **Infecção:** até 3 dias, com início súbito e sintomas inespecíficos (febre, mialgia, cefaleia, sintomas gastrointestinais e queda do estado geral). Ocorre enquanto o vírus ainda está presente no sangue (fase de viremia). Nessa fase, iniciam-se as alterações laboratoriais, sobretudo a leucopenia e as alterações das transaminases (entre o 2º e o 3º dia de doença).[20]
2. **Remissão:** de algumas horas até dois dias. É caracterizada pela melhora dos sintomas, incluindo redução da febre e sensação de melhora do paciente.
3. **Toxêmico:** a terceira fase ocorre em cerca de 15% dos casos e é caracterizada pelo retorno da febre e pela piora dos sintomas gastrointestinais e hemorrágicos. Instala-se o quadro de falência hepatorrenal. Nessa fase, surgem os anticorpos séricos e o vírus não pode mais ser isolado no sangue. Ocorre envolvimento de múltiplos órgãos, e as transaminases aumentam de acordo com a gravidade da doença. Os fatores de risco para evolução para formas graves ainda não são completamente conhecidos. Fatores genéticos e resposta imune aos flavivírus estão envolvidos.[16,20]

Gravidade

A evolução clínica pode ser leve, moderada, grave ou maligna (Quadro 3.2).

Quadro 3.2 – Evolução clínica da febre amarela conforme a gravidade

Leve	Moderada	Grave	Maligna
Aproximadamente 2 dias	2 a 4 dias	5 a 7 dias	Piora do 2º ao 7º dia (óbito do 7º ao 10º dia)
Febre baixa e cefaleia	• Febre, cefaleia, mialgia, conjuntivite • Sintomas hemorrágicos: 　- podem estar presentes ou não 　- transitórios 　- epistaxe; subicterícia; albuminúria leve • Sintomas gastrointestinais leves	• Febre, cefaleia intensa, mialgia com artralgia, conjuntivite • Vômitos, hematêmese, dor epigástrica • Icterícia franca • Sinal de Faget (febre + bradicardia) • Alteração renal: oligúria, cilindrúria	• Febre alta, cefaleia intensa, mialgia com artralgia, conjuntivite • Hemorragias frequentes, profusas e múltiplas: hematêmese, melena, epistaxe, gengivorragia, otorragia, urorragia, metrorragia • Falência hepatorrenal grave • CIVD: consumo de fator VII, fibrinogênio e plaquetopenia acentuada (< 20.000) • Icterícia verdínica • Convalescência: icterícia prolongada por semanas/meses

Fonte: elaborado pelos autores.

Alterações laboratoriais

- Nas formas leves: discreta.
- Nas formas moderada, grave e maligna: aumento das TGO/TGP (maligna > 100 vezes o valor de referência); leucopenia com neutropenia e linfocitose; plaquetopenia; aumento das bilirrubinas (maligna > 10 vezes o valor de referência) à custa de bilirrubina direta.[16]

- Aumento de ureia e creatinina, quando se instala a síndrome hepatorrenal.
- Na amostra de urina simples, nos casos graves, verifica-se a presença de hemoglobina, bilirrubinas e proteinúria.[18,20]

Diagnóstico

A notificação dos casos de febre amarela deve acontecer em até 24 horas após a suspeita.

O diagnóstico específico da febre amarela pode ser feito utilizando-se métodos virológicos (isolamento viral em cultura de tecidos ou sangue) ou identificação de antígenos e RNA viral (PCR) e métodos sorológicos (ELISA-IgM ou testes de inibição de hemaglutinação).[16]

Para o isolamento viral, obtêm-se evidências de isolamento viral em torno do 5º ao 7º dia de cultura.

O método sorológico ELISA-IgM pode fornecer diagnóstico presuntivo rápido em uma amostra, se esta for obtida a partir do 5º dia de doença. A presença do IgM pode perdurar por até 3 meses. O aumento de quatro vezes o título de IgG em duas amostras coletadas com intervalo de 15 dias também fecha o diagnóstico (Quadro 3.3).[16]

O diagnóstico diferencial é realizado com outras patologias causadoras de febre íctero-hemorrágicas, como dengue hemorrágica, leptospirose, hantaviroses, hepatites virais e malária.

Quadro 3.3 – Métodos diagnósticos da febre amarela

Exame	Amostra	Período de coleta
Sorologia	• Sangue total	• 1ª amostra: após o 5º dia do início dos sintomas • 2ª amostra: 14-21 dias após a coleta da 1ª amostra ou • Amostra única: após o 5º dia de início dos sintomas
Biologia molecular (RT-PCR)	• Sangue total • Tecido (fígado, rins, coração, baço, linfonodos)	• Até o 5º dia do início dos sintomas • Até 24 horas após o óbito
Isolamento viral	• Sangue • Tecidos (fígado, rins, coração, baço, linfonodos)	• Até o 5º dia do início dos sintomas • Até 24 horas após o óbito

Fonte: elaborado pelos autores.

Tratamento

Ainda não existe tratamento etiológico específico. O tratamento é apenas sintomático. Pacientes com risco para evolução desfavorável devem permanecer em repouso, com reposição de líquidos e das perdas sanguíneas, quando indicado. Nas formas graves, o paciente deve ser atendido em unidade de terapia intensiva (UTI).
- **Manejo:** depende da avaliação clínica e das alterações laboratoriais apresentadas:
  - **Formas leves e moderadas:** estado geral mantido, sem história ou sinais de hemorragia nem alterações neurológicas. Nos exames laboratoriais, plaquetas > 150.000; hemoconcentração < 10% do valor de referência; transaminases < 2 vezes valor de referência; bilirrubinas < 1,5 vez o valor de referência; sem proteinúria; coagulograma normal. Acompanhar ambulatorialmente: sintomáticos para dor e febre, hidratação oral

volumosa, retorno ao serviço imediato se houver piora clínica (icterícia, hemorragias, vômitos ou diminuição da diurese) ou persistência da febre por mais de quatro dias.[16]
- **Formas moderadas e graves:** estado geral regular ou ruim, com desidratação moderada; porém, sem sinais de hemorragia e com nível de consciência normal. Exames laboratoriais: hemoconcentração < 20% do valor de referência; transaminases < 10 vezes o valor de referência; bilirrubinas < 5 vezes o valor de referência; proteinúria até ++ com coagulograma normal. Internar em enfermaria com sintomáticos para dor, hidratação oral ou parenteral e suporte clínico com controles seriados.
- **Formas graves e malignas:** deterioração do estado geral. Sinais de CIVD. Comprometimento neurológico e hemodinâmico (INR > 1,5). Internar em UTI, medidas de suporte e transfusão de hemoderivados.[16]

Medidas de prevenção

A principal medida de prevenção da febre amarela em humanos é a vacinação, indicada para indivíduos que residem ou se deslocam para os locais denominados "Áreas com Recomendação de Vacina" (ACRV). A delimitação das ACRV é dinâmica e ocorre de acordo com a vigilância de epizootias em macacos. Com a expansão das áreas de risco em razão do surto que teve início em 2016, as ACRV vêm abrangendo praticamente a totalidade do território nacional, poupando algumas regiões litorâneas do nordeste e do sul do país até o momento.

A vacina contra o vírus da febre amarela é produzida no Brasil e utilizada há mais de 60 anos. É composta de vírus vacinal amarílico vivo atenuado, cultivado em ovo de galinha. É uma vacina de aplicação subcutânea, segura e com eficácia aproximada de 95%.[16,21]

Nas áreas de recomendação de risco, deve-se aplicar uma dose nas crianças aos 9 meses de idade e um reforço único aos 4 anos de idade (com intervalo mínimo de 30 dias entre as doses). Nas crianças acima de 5 anos de idade, deve-se aplicar uma dose, com um reforço após os 10 anos de idade. Desde 2015, a Organização Mundial de Saúde considera uma dose única em indivíduos adultos, suficiente para garantir a imunidade para o resto da vida.

Em geral, a vacina produz poucos eventos adversos, que, apesar de raros, podem ser graves ou até mesmo fatais. Para minimizar os riscos dos eventos adversos, é importante respeitar as contraindicações da vacina. Algumas situações são consideradas de risco momentâneo para a vacinação (precauções), devendo-se postergar sua aplicação, por exemplo, doença febril aguda, doação de órgãos e tecidos, lactantes e crianças de menos de 6 meses.[21]

Outras medidas de prevenção incluem medidas de controle ambiental, necessárias para intensificar a prevenção e o controle da disseminação da doença. São elas:
- Medidas de combate ao vetor e de proteção individual (repelentes, telas, roupas compridas) são preconizadas para a prevenção da febre amarela e das outras arboviroses. Não há contraindicação ao uso de repelentes registrados pela Anvisa para uso de gestantes e nutrizes. Os repelentes mais recomendados são os que contêm DEET na concentração de 25 a 50% e icaridina na concentração de 20 a 25%. Os repelentes à base de IR3535 também podem ser utilizados.[18]
- Crianças menores de 6 meses de idade que não podem receber a vacina nem usar repelentes de aplicação direta na pele devem ser mantidas sob mosquiteiros ou em ambientes com repelentes ambientais.[18]
- A questão da melhoria do saneamento e do crescimento urbano desorganizado é fundamental e urgente para o controle das arboviroses.[22,23]

Referências

1. Brasil. Ministério da Saúde. Portaria n. 1.271, de 6 de junho de 2014. Define a Lista Nacional de Notificação Compulsória de doenças, agravos e eventos de saúde pública nos serviços de saúde públicos e privados em todo o território nacional, nos termos do anexo, e dá outras providências. Diário Oficial da União; 2014 [cited 2018 Sept 21]. Available from: bvsms.saude.gov.br/bvs/saudelegis/gm/2014/prt1271_06_06_2014.html.
2. Robertson BH, Averhoff F, Cromeans TL, Han Xh, Khoprasert B, Nainan OV, et al. Genetic relatedness oh hepatitis A vírus isolates during a community-wide outbreak. J Med Virol. 2000;62:144-50.
3. Tang JR, Hsu HY, Lin HH, Ni YH, Chang MH. Hepatitis B surface antigenemia at birth: a long-term folow-up study. J Pediatr.1998;133:347-77.
4. Smedile A, Farci P, Verme G, Caredda F, Cargnel A, Caporaso N, et al. Influence of delta infection on severity of hepatitis B. Lancet. 1982;2:945-7.
5. Bernal W, Wendon J. Acute liver failure. N England J Med. 2013;369:2525-34.
6. Collier MG, Schullie S. Hepatitis B and Hepatitis D Viruses. In: Long SS, Prober CG, Fisher M. Principles and practice of pediatric infectious diseases. 5th ed. Philadelphia: Elsevier; 2016. p. 1077-86.
7. Brasil. Ministério da Saúde. Secretaria de Vigilância em Saúde. Departamento de DST, Aids e Hepatites Virais. Protocolo clínico e diretrizes terapêuticas para hepatite B e coinfecções. Brasília, DF: Ministério da Saúde; 2017.
8. Fonseca I, Martins A. Febre maculosa revisão de literatura Saúde & Ambiente em Revista. 2007;2:1-20.
9. Barros e Silva PMR, Pereira SVC, Fonseca IX. Febre maculosa: uma análise epidemiológicados registros do sistema de vigilância do Brasil. Sciplena. 2017;10(4):047501.
10. Mouffok N, Parola P, Abdennour D, Aouati A, Razik F, Benabdellah A, et al. Mediterranean spotted fever in Algerian children. Clin Microbiol Infect. 2009;15:S290-1.
11. American Society of Pediatrics. Rocky Mountain Spotted Fever: report of the Committee on Infectious Diseases. 29th ed. Itasca: American Academy of Pediatrics; 2012. p. 623-5.
12. Brasil. Ministério da Saúde. Proposta para portaria sobre a terapêutica da febre maculosa brasileira e outras riquetsioses. Nota Técnica 12/2013 – CGDT/DEVIT/SVS/MS.
13. CIEVS Minas. Secretaria de Estado da Saúde. CIEVAS Belo Horizonte. Secretaria Municipal de Saúde de Belo Horizonte. Manual de treinamento de vigilância sindrômica. Belo Horizonte; 2014.
14. Brasil. Ministério da Saúde. Secretaria de Vigilância em Saúde. Coordenação-Geral de Desenvolvimento da Epidemiologia em Serviços. Guia de Vigilância em Saúde: volumes 1, 2 e 3. Brasília, DF: Ministério da Saúde, 2017.
15. Figueiredo LT. Febres hemorrágicas por vírus no Brasil. Revista da Sociedade Brasileira de Medicina Tropical. 2006;39:203-10.
16. São Paulo (Estado). Secretaria de Estado da Saúde. Coordenadoria de Controle de Doenças – CCD. Centro de Vigilância Epidemiológica. Nota técnica sobre febre amarela no estado de São Paulo 2017. São Paulo: CVE; 2017.
17. Vasconcelos PF. Febre amarela. Revista da Sociedade Brasileira de Medicina Tropical. 2003;36:275-93.
18. Brasil. Ministério da Saúde. Secretaria de vigilância em saúde. Febre amarela: guia para profissionais de saúde. Brasília, DF: Ministério da Saúde; 2017.
19. Cavalcante KR, Tauil PL. Características epidemiológicas da febre amarela no Brasil, 2000-2012. Epiemiol Serv Saúde. 2016;25:11-20.

20. Brasil. Ministério da Saúde. Secretaria de Vigilância em Saúde. Coordenação-Geral de Desenvolvimento da Epidemiologia em Serviços. Febre amarela. In: Guia de vigilância em saúde. 8ª ed. Brasília, DF: Ministério da Saúde; 2014. p. 419-36.
21. Kfouri RA. Febre amarela: nota informativa. Rio de Janeiro: Sociedade Brasileira de Pediatria; 2017.
22. Cavalcante KR, Tauil PL, Risco de reintrodução da febre amarela urbana no Brasil. Epidemiol Serv Saude. 2017;26:617-20.
23. Brasil. Ministério da Saúde. Secretaria de Vigilância em Saúde. Departamento de Vigilância das Doenças Transmissíveis. Leptospirose: diagnóstico e manejo clínico/Ministério da Saúde, Secretaria de Vigilância em Saúde. Departamento de Vigilância das Doenças Transmissíveis. Brasília: Ministério da Saúde; 2014.

Capítulo 4

Infecções das vias aéreas superiores

Fabiana Bononi do Carmo
Érica Regina Cruz Paulino

Introdução

As infecções do trato respiratório superior são as infecções mais comuns em crianças. Aproximadamente 5 a 10% dessas infecções complicam na forma de doença bacteriana.[1]

Rinossinusite na infância

A rinossinusite é uma inflamação dos seios nasais e paranasais.[2]
A patogênese da rinossinusite envolve três fatores: obstrução do ósteo sinusal, disfunção ciliar e espessamento das secreções sinusais.[1]
Na rinossinusite aguda, as bactérias mais frequentemente encontradas são: *Streptococcus pneumoniae* (40%), *Haemophilus influenzae* (20%) e *Moraxelacatarralis* (20%).[1,2]
As bactérias anaeróbias não são comumente envolvidas em rinossinusite.[3]

Diagnóstico clínico

Inicialmente, as infecções das vias aéreas superiores apresentam febre que usualmente se resolve por volta do terceiro dia. A tosse e a coriza desenvolvem um pico entre 3 e 6 dias. A maioria dessas manifestações resolve-se em 5 a 7 dias.[4]
Em 2013, a Academia Americana de Pediatria propôs um guia sobre o diagnóstico clínico das rinossinusites:[5-6]

1. Persistência dos sintomas de infecção das vias aérea superiores com coriza e tosse por mais de 10 dias.
2. Piora dos sintomas ou início de um novo sintoma após melhora inicial.
3. Piora dos sintomas iniciais com temperatura ≥ 39°C, coriza purulenta e dor de cabeça.

História de dor facial, distúrbio do sono e/ou associação com coriza esverdeada no decorrer de uma infecção de vias aéreas superiores aumenta a probabilidade de ser mais que uma simples doença de etiologia viral.

Diagnóstico radiológico

A radiografia dos seios da face não é recomendada, pois não é específica para estabelecer o diagnóstico, apresentando pobre acurácia e alta taxa de falso-positivos.[6]
Crises de asma, alergias, infecções de vias aéreas superiores e até choro prolongado podem apresentar radiografias alteradas.[6]
Na suspeita de complicações intracranianas ou orbitais, recomenda-se tomografia computadorizada de seios paranasais ou tomografia computadorizada de crânio.[6]

Tratamento

O tratamento sintomático da rinossinusite aguda, tanto viral como bacteriana, consiste em aliviar a obstrução nasal, arinorreia, a fadiga e a febre.[6]
As medicações comumente utilizadas são: analgésicos e antipiréticos, irrigação nasal com solução salina e glicocorticoide nasal.[7]
Outras medicações, como descongestionantes orais e nasais, anti-histamínicos e mucolíticos, não têm eficácia comprovada.[7]
Os antibióticos devem ser iniciados com base nos sintomas de piora (Tabela 4.1).[8,9]

Tabela 4.1 – Terapia antimicrobiana na rinossinusite bacteriana na infância

Indicação	Terapia inicial	Segunda escolha
Doença leve/moderada	Amoxacilina-clavulanato (45 mg/kg/dia) Alternativa: amoxacilina (90 mg/kg/dia)	Amoxacilina-clavulanato (90 mg/kg/dia)
Doença severa ou risco de resistência ao antibiótico	Preferência: amoxacilina-clavulanato (90 mg/kg/dia) Alternativa: levofloxacina (10-20 mg/kg/dia)	Ceftriaxona (50 mg/kg/dia IV ou IM) Levofloxacina (10-20 mg/kg/dia)
Alergia a penicilina (anafilaxia)	Levofloxacina (10-20 mg/kg/dia) Ceftriaxona (50 mg/kg/dia IV ou IM)	Hospitalização
Alergia a penicilina (não anafilática)	Levofloxacina (10-20 mg/kg/dia)	Ceftriaxona (50 mg/kg/dia IV ou IM)
Rinossinusite em pacientes hospitalizados	Ampicilina-sulbactam (200-400 mg/kg/dia IV) Ceftriaxona (100 mg/kg/dia IV) Cefotaxima (100-200 mg/kg/dia IV) Levofloxacina (10-20 mg/kg/dia)	Adição de vancomicina (60 mg/kg/dia IV) e, possivelmente, metronidaxol (30 mg/kg/dia)

Fonte: Wald (2017).[9]

Complicações[8]

- Celulite pré-septal e pós-septal.
- Abscesso subperiostal orbital, abscesso cerebral e abscesso epidural.
- Trombose séptica do seio cavernoso.
- Meningite.
- Osteomielite do osso frontal.

Diagnóstico diferencial[8]

- Rinite alérgica.
- Corpo estranho nasal.
- Hipertrofia de adenoide.
- Anormalidades estruturais, como cisto mucoso de ósteo maxilar.

O seguimento do tratamento da rinossinusite bacteriana vai depender dos sinais e sintomas clínicos como demonstrado na Figura 4.1.

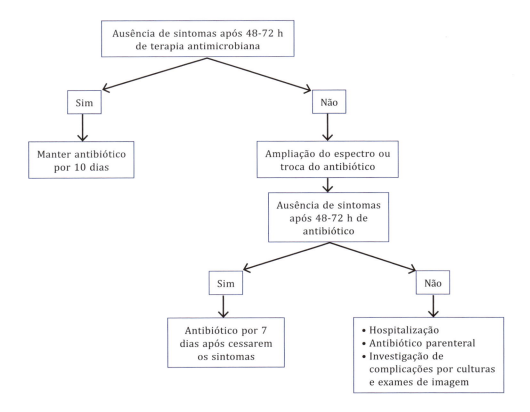

Figura 4.1 – *Fluxograma de acompanhamento da rinossinusite na infância.*
Fonte: Marom, et al. (2014).[7]

Faringoamigdalite

A faringoamigdalite aguda é uma infecção muito comum na infância, sendo causada, principalmente, pelo *Streptococcus* do grupo A, respondendo por 20 a 30% das visitas médicas por dor de garganta nas crianças. A faringoamigdalite bacteriana ocorre com mais frequência nos meses de inverno e no início da primavera.[9-11]

Diagnóstico[12,13]
Clínico

Os bebês menores de 1 ano de idade podem apresentar diminuição do apetite e baixa febre. Muitas vezes, têm irmãos mais velhos ou contatos de creche com infecção por *Streptococcus*.

Em crianças menores de 3 anos, os sintomas geralmente são atípicos, com coriza prolongada, febre baixa e adenopatia cervical anterior.

Em crianças com idade maior ou igual a 3 anos, os sintomas geralmente têm início abrupto, com febre alta, dor de cabeça, dor abdominal, náuseas e vômitos, podendo ser acompanhados de dor de garganta, amígdalas eritematosas aumentadas e exsudativas, gânglios linfáticos cervicais anteriores, petéquias palatinas, úvulas inflamadas e erupções cutâneas. Os sintomas geralmente se resolvem espontaneamente em 3 a 5 dias.

Testes laboratoriais

- **Cultura ou teste de detecção rápida do antígeno de material de tonsilas:** teste microbiológico positivo em um paciente com sintomas de faringite e ausência de sinais e sintomas de infecções virais (p. ex., coriza, conjuntivite, tosse, rouquidão, estomatite anterior, lesões ulcerativas discretas ou vesículas, diarreia). A sensibilidade da cultura da garganta é de 90 a 95% para o *Streptococcus*.[14,15]
- **Teste de detecção rápida do antígeno de material de tonsilas:** especificidade de ≥ 95% e sensibilidade que varia entre 70 e 90% para o *Streptococcus*.[16,17]

Em uma metanálise de estudos de 2016, em que 58.244 crianças foram submetidas ao teste rápido de antígeno e à cultura da garganta, a sensibilidade e a especificidade combinadas foram de 85,6% (95% IC 83,3-87,6) e 95,4% (95% IC 94,5-96,2), respectivamente.[14]

Não se utilizam, rotineiramente, ensaios moleculares para avaliação da faringite bacteriana, embora estes sejam altamente sensíveis ao *Streptococcus*. No entanto, ensaios de reação em cadeia da polimerase (PCR) para a faringite por *Streptococcus* podem ser realizados no momento do atendimento e fornecer resultados em menos de 15 minutos.[14]

Testes sorológicos para o *Streptococcus* podem ser necessários para confirmar a infecção anterior em pacientes que estão sendo avaliados para febre reumática aguda ou glomerulonefrite pós-infecciosa, não sendo útil no momento da apresentação clínica com faringite.[18]

Complicações[10]

As complicações ocorrem em pacientes não tratados com agentes antimicrobianos. São elas:
- otite média;
- sinusite;

- abscessos peritonsilares ou retrofaríngeos;
- adenite cervical supurativa.

As complicações não supurativas incluem:
- febre reumática aguda;
- glomerulonefrite aguda.

Tratamento[19]

O tratamento da faringoamigdalite bacteriana (Tabela 4.2)[19] diminui o risco de febre reumática aguda, complicações supurativas e transmissão de doenças e fornece alívio sintomático.

O *Streptococcus* do grupo A é universalmente sensível à penicilina e às cefalosporinas. A resistência ao macrolídeo foi relatada em mais de 25% das cepas na Europa. Essa resistência foi descrita nos Estados Unidos.

Tabela 4.2 – Terapia antimicrobiana na faringoamigdalite na infância

Antimicrobiano	Dose	Duração
Penicilina V (oral)	< 27 kg: 400.000 U 12/12 ou 8/8 horas > 27 kg, adolescentes e adultos: 800.000 UI 12/12 ou 8/8 horas	10 dias
Amoxacilina	**50 mg/kg/dia 8/8 ou 12/12 horas**	10 dias
Penicilina benzatina	< 27 kg: 600.000 UI > 27 kg, adolescentes e adultos: 1.200.000 UI	Dose única
Alergia a penicilina Cefalosporina oral Cefalexina/cefadroxil	Variável	10 dias
Clindamicina	20 mg/kg/dia 8/8 horas	10 dias
Azitromicina	12 mg/kg/dia 1 vez ao dia	5 dias
Claritromicina	15 mg/kg/dia 12/12 horas	10 dias

Fonte: Shulman, et al. (2012).[19]

Otite média aguda

A otite média aguda é um processo localizado na orelha média.[20] Pode apresentar-se como otite média aguda (OMA), otite média com efusão (OME) e otite média crônica com efusão (OMCE).[20]

As causas da otite média são multifatoriais, sendo as mais comuns: disfunções da tuba auditiva e infecções virais e bacterianas.[19,20]
- **Etiologia viral:** rinovírus, *influenza*, adenovírus, vírus sincicial respiratório.[20]
- **Etiologia bacteriana:** *Streptococcus pneumoniae*, *Haemophilus influenzae* não tipável, *Moraxella catarralis*, *Streptococcus* do grupo A, *Staphylococcus aureus*, *Mycoplasma pneumoniae*.[20]

Diagnóstico clínico

- **Sinais e sintomas de inflamação de início súbito:** febre, membrana timpânica hiperemiada, otalgia, alterações do sono e do comportamento, principalmente em lactentes (irritabilidade e perda do apetite).[21-24]
- **Otoscopia:** presença de efusão do ouvido médio, edema, abaulamento de membrana timpânica, com mobilidade reduzida ou ausente. A diminuição do brilho ou opacidade é pouco sensível para esse diagnóstico.[25,26]

Conduta terapêutica[27,28]

Analgésicos

O uso de analgésicos orais é recomendado para crianças com OMA e que apresentem dor. Os mais utilizados no Brasil são: dipirona, paracetamol e ibuprofeno.

Antibioticoterapia[27,28]

Deve-se considerar antibioticoterapia (Tabela 4.3) nos seguintes casos:
- crianças menores de 6 meses de idade;
- temperatura ≥ 39°C nas últimas 48 horas;
- sintomas sugestivos de OMA por mais de 48 horas;
- toxemia;
- episódio prévio de OMA nos últimos três meses;
- perfuração do ouvido infectado.

Considerar sintomas severos:[20]
- otalgia moderada a intensa;
- otalgia por mais de 48 horas (Tabela 4.4);
- temperatura de 39°C;
- OMA bilateral ou presença de otorreia.

Tabela 4.3 – Terapia antimicrobiana na otite média aguda na infância

1ª opção	Amoxicilina (50-90 mg/kg/dia)	7 a 10 dias
2ª opção	Amoxicilina + clavulanato de potássio (50 mg/kg/dia)	7 a 10 dias
Alergia a penicilina (anafilaxia IgE mediada com angioedema e urticária)	Azitromicina (12 mg/kg/dia) Claritromicina (15 mg/kg/dia)	7 a10 dias
Alergia a penicilina não anafilática (não mediada por IgE)	Cefuroxima (30 mg/kg/dia 12/12 horas)	10 dias

Fonte: Rosa-Olivares, et al. (2015).[27]

O acompanhamento terapêutico da otite média aguda está descrito na Figura 4.2.

Tabela 4.4 – Falha terapêutica (piora ou não melhora após 48-72 horas de início do tratamento)		
1ª opção	Amoxicilina + clavulanato de potássio (90 mg/kg/dia)	10 dias
Alergia a penicilina (anafilaxia IgE mediada) com angioedema e/ou urticária	Clindamicina (30 mg/kg/dia)	10 dias
Alergia a penicilina (não anafilática, sem IgE mediada)	Ceftriaxone (50 mg/kg/dia)	3 dias

Fonte: Nyquist, et al.(1998).[28]

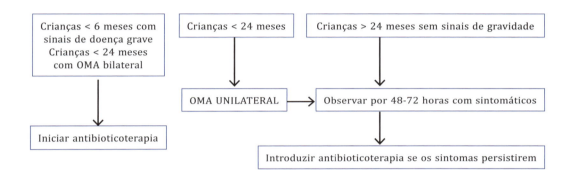

Figura 4.2 – *Fluxograma de acompanhamento da otite média aguda na infância.*
Fonte: adaptado de Rosa-Olivares, et al. (2015).[27]

Laringite aguda viral

Processo inflamatório da laringe caracterizado por sintomas de obstrução das vias aéreas superiores, como rouquidão, tosse ladrante e estridor predominantemente inspiratório.[29-32]

A etiologia viral é a mais comum, sendo os principais agentes: o vírus *parainfluenza* (tipos 1, 2, 3), *influenza* A e B e vírus sincicial respiratório.[33-36]

É mais comum em crianças de 6 a 36 meses, com discreta predominância em meninos.[29]

Diagnóstico clínico[30]

Os sintomas da laringite aguda na infância são de aparecimento súbito com tosse e estridor.

A laringite aguda viral pode ser classificada conforme sua severidade, por meio do escore de Westley (Tabela 4.5), que vem sendo amplamente estudado. A gravidade é determinada pela presença ou pela ausência de estridor ao repouso, retração de parede torácica, presença ou ausência de cianose.

		Tabela 4.5 – Escore de Westley	
Sinal	**Escore**	**Classificação**	**Descrição**
Nível de consciência	Normal = 0 Desorientado = 5	Leve: ≤ 2	Tosse rouca ocasional, sem estridor ao repouso, retrações leves ou ausentes
Cianose	Ausência = 0 Agitação = 4 Em repouso = 5	Moderada: 3 a 7	Tosse rouca frequente, estridor ao repouso, com retrações leves a moderadas, sem agitação
Estridor	Sem estridor = 0 Estridor com alguma agitação = 1 Estridor em repouso = 2	Severa: 8 a 11	Tosse rouca frequente, estridor ao repouso, retrações significantes, agitação importante
Entrada de ar	Normal = 0 Diminuída = 1 Muito diminuída = 2	Falência respiratória: ≥ 12	Queda do nível de consciência, estridor ao repouso, retrações importantes, cianose, palidez e pouca entrada de ar
Retrações torácicas	Sem retrações = 0 Leve = 1 Moderada = 2 Severa = 3		Sistema de pontuação: 1, 2 e 3

Fonte: Woods, et al.(2016).[30]

Tratamento[30]

A Figura 4.3 apresenta o fluxograma para tratamento da laringite de acordo com a classificação de severidade.

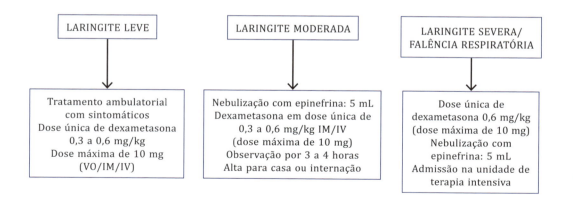

Figura 4.3 – *Fluxograma de acompanhamento da laringite aguda na infância.*
Fonte: adaptada Woods, et al. (2016).[30]

Referências

1. DeMuri G, Wald ER. Acute bacterial sinusitis in children. Pediatrics in Review. 2013;34:429-38.
2. Orlandi RR, Kingdom TT, Hwang PH. International Consensus Statement on Allergy and Rhinology: Rhinosinusitis Executive Summary. Int Forum Allergy Rhinol. 2016 Feb;6:S3-21.
3. Veskitkut J,Vichyanond P, Pacharn P, Visitsunthorn N, Jirapongsananuruk O. Clinical characteristics of recurrent acute rhinosinusitis in children. Asian Pac J Allergy Immunol. 2015;33:276-80.
4. Sng WJ, Wang D. Efficacy and side effects of antibiotics in the treatment of acute rhinosinusitis:asustematic review. Rhinology. 2015;53:3-9.
5. Fang A, England J, Gausche-Hill M. Pediatric Acute Bacterial Sinusitis:Diagnostic and Treatment Dilemmas. Pediatr Emerg Care. 2015;31:789-94.
6. Wald ER. Acute bacterial rhinosinusitis in children: clinical features and diagnosis. UpToDate, 2017 [homepage on the Internet] [cited 2017 Aug 4]. Available from: https://www.uptodate.com/contents/acute-bacterial-rhinosinusitis-in-children-microbiology-and-treatment.
7. Marom T, Alvarez-Fernandez PE, Jennings K, Patel JA, McCormick DP, Chonmaitree T. Acute bacterial sinusitis complicating viral upper respiratory tract infection in young children. Pediatr Infect Dis J. 2014;33:803-8.
8. Peters AT, Spector S, Hsu J, Hamilos DL, Baroody FM, Chandra RK, et al.; Joint Task Force on Practice Parameters, representing the American Academy of Allergy, Asthma and Immunology, the American College of Allergy, Asthma and Immunology, and the Joint Council of Allergy, Asthma and Immunology. Diagnosis and management of rhinosinusitis: a practice parameter update. Ann Allergy Asthma Immunol. 2014;113:347-85.
9. Bochner RE, Gangar M, Belamarich. A clinical approach to tonsillitis, tonsillar hypertrophy, and peritonsillar and retropharyngeal abscesses. Pediatr Rev. 2017;38(2):81-92.
10. Wald ER. Group A streptococcal tonsillopharyngitis in children and adolescents: clinical features and diagnosis. UpToDate, 2017 [homepage on the Internet] [cited 2017 Jun 7]. Available from:https://www.uptodate.com/contents/group-a-streptococcal-tonsillopharyngitis-in-children-and-adolescents-clinical-features-and-diagnosis.
11. Kimberlin DW, Brady MT, Jackson MA, Long SS. Group A streptococcal infections. American Academy of Pediatrics. In: American Academy of Pediatrics. Red Book: 2015 Report of the Committee on Infectious Diseases. 30th ed. Itasca: AAP, 2015. p. 732.
12. Shaikh N, Swaminathan N, Hooper EG. Accuracy and precision of the signs and symptoms of streptococcal pharyngitis in children: a systematic review. J Pediatr. 2012;160:487-93.
13. Regoli M, Chiappini E, Bonsignori F, Galli L, de Martino M. Update on the management of acute pharyngitis in children. Ital J Pediatr. 2011;37: 10.
14. Cohen JF, Bertille N, Cohen R, Chalumeau M. Rapid antigen detection test for group A streptococcus in children with pharyngitis. Cochrane Database Syst Rev. 2016;7:CD010502.
15. Gieseker KE, Mackenzie T, Roe MH, Todd JK. Comparison of two rapid Streptococcus pyogenes diagnostic tests with a rigorous culture standard. Pediatr Infect Dis J. 2002;21:922-7.
16. Lean WL, Arnup S, Danchin M, Steer AC. Rapid diagnostic tests for group A streptococcal pharyngitis: a meta-analysis. Pediatrics 2014;134:771-81.
17. Stewart EH, Davis B, Clemans-Taylor BL, Littenberg B, Estrada CA, Centor RM. Rapid antigen group A streptococcus test to diagnose pharyngitis: a systematic review and meta-analysis. PLoS One. 2014;9:e111727.
18. Woods WA, Carter CT, Schlager TA. Detection of group A streptococci in children under 3 years of age with pharyngitis. Pediatr Emerg Care. 1999;15:338-40.

19. Shulman ST, Bisno AL, Clegg HW, Gerber MA, Kaplan EL, Lee G, et al. Clinical practice guideline for the diagnosis and management of group A streptococcal pharyngitis: 2012 update by the Infectious Diseases Society of America. Clin Infect Dis. 2012;55:e86-102.
20. Klein JO, Pelton Sthephen, Kaplan SL,Isaccson GC,Torchia MM. Acute otitis media in children: epidemiology, microbiology, clinical manifestations, and complications. UpToDate, 2018 [homepage on the Internet] [cited 2018 Aug 10]. Available from: https://www.uptodate.com/contents/acute-otitis-media-in-children-epidemiology-microbiology-clinical-manifestations-and-complications.
21. Teele DW, Klein JO, Rosner B. Epidemiolgy of otitis media during the frist seven years of life in children in greater Boston: a prospective, cohort study. J Infect Dis. 1989;160:83-94.
22. American Academy of Pediatrics Subcommittee on Management of Acute Otites Media. Diagnosis and management of acute otitis media. Pediatrics. 2004;113:1451-67.
23. Coker TR, Chan LS, Newberry SJ, Limbos MA, Suttorp MJ, Shekelle PG, et al. Diagnosis, microbial epidemiology and antibiotic treatment of acute otitis media in children: a systematic review. JAMA. 2010;304:2161-9.
24. Lieberthal AS,Carroll AE, Chonmaitree T, Ganiats TG, Hoberman A, Jackson MA, et al. The diagnosis and management of acute otitis media. Pediatrics. 2013;131:e964-99.
25. Shaikh N, Hoberman A, Kaleida PH, Rockette HE, Kurs-Lasky M, Hoover H, et al. Otoscopic signs of otitis media. Pediatr Infect Dis J. 2011;30:822-6.
26. Hoover H, Roddey OF. The overlooked importance of tympanic membrane bulging. Pediatrics. 2005;115:513-4.
27. Rosa-Olivares J, Porro A, Rodriguez-Varela M, Riefkohl G, Niroomand-Rad I. Otitis media: to treat, to refer, to do nothing: a review for the Practitioner. Pediatr Rev. 2015;36:480-6.
28. Nyquist AC, Gonzales R, Steiner JF, Sande MA. Antibioticprescribing for childrenwith colds, upper respiratory tract infections andbronchitis. JAMA. 1998;279:875-7.
29. Rihkanen H, Rönkkö E, Nieminen T, Komsi KL, Räty R, Saxen H, et al. Respiratory viruses in laryngeal croup of young children. J Pediatr. 2008;152:661-5.
30. Woods CR, Redding G, Messner AH, Kaplan SL, Armsby C. Croup Clinical features, evaluation, and diagnosis. UpToDate, 2016 [homepage on the Internet] [cited 2018 Aug 10]. Available from: https://www.uptodate.com/contents/croup-clinical-features-evaluation-and-diagnosis.
31. Bjornson CL, Johnson DW. Croup. Lancet. 2008;371:329-39.
32. Cherry JD. Clinical practice. Croup. N Engl J Med. 2008;358:384-91.
33. Counihan ME, Shay DK, Holman RC, Lowther SA, Anderson LJ. Human parainfluenza virus-associated hospitalizations among children less than five years of age in the United States. Pediatr Infect Dis J. 2001;20:646-53.
34. Frost HM, Robinson CC, Dominguez SR. Epidemiology and clinical presentation of parainfluenza type 4 in children: a 3-year comparative study to parainfluenza types 1-3. J Infect Dis. 2014;209:695-702.
35. Peltola V, Heikkinen T, Ruuskanen O. Clinical courses of croup caused by influenza and parainfluenza viruses. Pediatr Infect Dis J. 2002;21:76-8.
36. Weinberg GA, Hall CB, Iwane MK, Poehling KA, Edwards KM, Griffin MR, et al.; New Vaccine Surveillance Network. Parainfluenza virus infection of young children: estimates of the population-based burden of hospitalization. J Pediatr. 2009;154:694-9.

Capítulo 5

Conduta nas pneumonias

Heloisa Helena de Sousa Marques
Giuliana Stravinskas Durigon

Introdução

A pneumonia comunitária aguda ainda é a principal causa de mortalidade em crianças menores de 5 anos em todo o mundo. Em 2016, cerca de 900.000 crianças morreram no mundo por pneumonia, sendo a maioria menor de 2 anos de idade.[1] A demora em identificar a patologia e introduzir o tratamento adequado responde por grande parte das complicações e óbitos, principalmente nas regiões de menor renda.

A situação terapêutica ideal seria identificar a etiologia e então decidir sobre a necessidade de antibiótico e qual a melhor droga a ser escolhida; porém, na prática, em razão das dificuldades em isolar o agente causador utiliza-se um tratamento antimicrobiano empírico.

Os agentes causadores mais comuns na faixa etária pediátrica estão listados no Quadro 5.1. É importante destacar que, nos pré-escolares, os vírus respiratórios, em especial o vírus sincicial respiratório, o rinovírus humano, o metapneumovírus e o adenovírus, são responsáveis por mais da metade dos quadros de pneumonia.[2] Assim, é mandatório o uso racional de antimicrobianos nessa faixa etária.

Diagnóstico clínico e laboratorial

A suspeita diagnóstica deve ser baseada na história clínica e no exame físico. Os principais sinais e sintomas de pneumonia estão listados no Quadro 5.2. O melhor preditor clínico de uma infecção do trato respiratório inferior (ITRI) na faixa etária pediátrica é a taquipneia, com sensibilidade de 50 a 85% e especificidade de 70 a 97% para o diagnóstico.[3] Assim, a Organização

Quadro 5.1 – Agentes etiológicos mais prováveis de pneumonia comunitária por faixa etária

Idade	Agente	Aspecto clínico relevante
0 a 21 dias	Estreptococo do grupo B	Sepse precoce; pneumonia grave, bilateral e difusa
	Enterobactérias (*E. coli*, *Klebsiella* sp, *Proteus* sp)	Infecção nosocomial, geralmente após 7 dias de vida
	Citomegalovírus	Outros sinais de infecção congênita
	Listeria monocytogenes	Sepse precoce
	Mycoplasma e *Ureaplasma* genital	Infecção genital materna; pneumonia afebril
3 semanas a 3 meses	*Chlamydia trachomatis*	Infecção genital materna, afebril, subaguda, infiltrado intersticial
	Vírus sincicial respiratório	Pico de incidência entre 2 e 7 meses, rinorreia profusa, sibilância, sazonalidade definida
	Parainfluenza	Quadro semelhante ao vírus sincicial respiratório afetando crianças maiores, sem caráter sazonal
	Streptococcus pneumoniae	Causa mais comum de pneumonia bacteriana
	Bordetella pertussis	Bronquite é mais comum; pneumonia ocorre em casos graves
3 meses a 5 anos	Vírus sincicial respiratório, parainfluenza, influenza, adenovírus, rinovírus	Causa mais comum de pneumonia
	Streptococcus pneumoniae	Causa mais provável de pneumonia lobar ou segmentar, mas também pode causar outras formas, inclusive derrame pleural
	Haemophilus influenzae tipo b	Em desaparecimento, graças ao uso da vacina conjugada em larga escala; outros tipos e não tipáveis também causam pneumonia
	Staphylococcus aureus	Pneumonias graves, presença de porta de entrada
	Mycoplasma pneumoniae	Crianças mais velhas desse grupo etário (> 4 anos)
	Mycobacterium tuberculosis	Exposição a paciente bacilífero, ausência de resposta ao tratamento para os agentes comuns
5 a 15 anos	*Mycoplasma pneumoniae*	Causa frequente nesse grupo de pacientes, apresentação radiológica variável
	Chlamydophila pneumoniae	Causa controversa entre os indivíduos mais velhos desse grupo
	Streptococcus pneumoniae	Causa mais frequente de pneumonia lobar
	Mycobacterium tuberculosis	Frequência aumentada no início da puberdade e na gravidez

Fonte: adaptada de Mani (2018)[5]; Nascimento-Carvalho e Souza-Marques (2004)[6].

Mundial de Saúde (OMS) define pneumonia como presença de tosse e/ou dificuldade respiratória associada à presença de taquipneia, demonstrando a importância desse sinal clínico.[4]

Diante de uma suspeita clínica de pneumonia, a confirmação diagnóstica com definição etiológica pode ser de grande utilidade na decisão terapêutica. Diferenciar quadros virais daqueles causados por bactérias típicas ou atípicas torna-se um grande desafio, uma vez que os exames complementares, muitas vezes, são pouco específicos e/ou sensíveis. No Brasil, há, ainda, o agravante da alta prevalência de tuberculose, que passa a ser mais um diagnóstico etiológico diferencial. O Quadro 5.3 compara, de maneira resumida, as diferenças entre as principais etiologias das pneumonias quanto às manifestações clínicas e às alterações radiológicas e laboratoriais.[3]

Quadro 5.2 – Sinais e sintomas de pneumonia

Sintomas

Febre, tosse, respiração rápida e/ou difícil, dor no peito, abdome ou ombro, inapetência, vômitos, irritabilidade, letargia

Sinais

Febre, tosse, dispneia, retrações, batimento de narinas, gemência, apneia, taquipneia definida conforme a idade:
- 0-2 meses: > 60 ipm
- 2-12 meses: > 50 ipm
- 1-5 anos: > 40 ipm
- > 5 anos: > 20 ipm

Exame físico

Estertores e roncos, sibilos (dependendo da causa, em especial, vírus), murmúrio vesicular diminuído ou abolido, percussão maciça ou submaciça, frêmito vocal diminuído

ipm: inspirações por minuto.
Fonte: McGann e Long (2018).[3]

Quadro 5.3 – Comparação entre as principais etiologias de pneumonias em crianças e adolescentes

Característica	Bactéria	Vírus	Micoplasma	Tuberculose
Anamnese				
Idade	Todas	Todas	Escolar	Todas (atenção < 4 anos e > 15 anos)
Temperatura (ºC)	Maioria ≥ 39	Maioria < 39	Maioria < 39	Maioria < 39
Início	Abrupto	Gradual	Piora tosse	Insidioso
Contactantes doentes	Não	Sim; ITRS	Sim; semanas	Sim; tossidor crônico
Sintomas associados	Toxemia	Mialgia, *rash*, conjuntivite	Cefaleia, faringite, mialgia, dor no peito, *rash*	Perda ponderal, sudorese noturna
Tosse	Secretiva, produtiva	Seca, não produtiva	Paroxística, não produtiva	Irritativa ou produtiva

(continua)

Quadro 5.3 – Comparação entre as principais etiologias de pneumonias em crianças e adolescentes *(continuação)*				
Característica	Bactéria	Vírus	Micoplasma	Tuberculose
Exame físico				
Achado principal	Toxemia, desconforto respiratório	Desconforto respiratório	Tosse	Tosse persistente
Ausculta pulmonar	Unilateral; estertores, roncos e ruídos diminuídos	Bilateral; difuso, roncos e sibilos	Unilateral; estertores, presença ou não de sibilos	Normal ou unilateral; estertores ou ruídos diminuídos
Exames complementares				
Radiografia de tórax	Consolidação ou infiltrado alveolar	Infiltrado intersticial difuso ou peri-hilar; atelectasias	Infiltrado alveolar ou intersticial; adenopatia peri-hilar	Infiltrado alveolar ou miliar; adenopatia peri-hilar
Leucócitos, sangue periférico (células/mm³)	> 15.000 neutrófilos	< 15.000 linfócitos	< 15.000 neutrófilos	< 15.000 neutrófilos, monócitos
Testes diagnósticos	Hemocultura, cultura de escarro	Secreção nasal, nasofaringe ou faringe: testes antigênicos, imunofluorescência, PCR	Secreção nasal, ou faringe: PCR; sorologia fase aguda e convalescência	Escarro ou lavado gástrico: baciloscopia, cultura, PCR; PPD ou IGRA

IGRA: ensaio de liberação de interferon gama para diagnóstico de tuberculose; ITRS: infecção do trato respiratório superior; PCR: reação em cadeia da polimerase – testes de biologia molecular para amplificação genética; PPD: teste cutâneo tuberculínico (Mantoux).

Fonte: McGann e Long (2018).[3]

Conduta terapêutica

Deve-se considerar internar uma criança com pneumonia quando:[2,7]
- for menor de 3 meses de idade;
- apresentar quadro de insuficiência respiratória de moderada a grave, caracterizado por frequência respiratória > 70 ipm em lactentes ou > 50 ipm em crianças maiores, retrações esternais e intercostais importantes, gemido, batimento de asa de nariz, respiração curta e apneia;
- considerar outros sinais de gravidade: presença de convulsões, sonolência, estridor em repouso, sinais de hipoxemia, ausência de ingestão de líquidos;
- diante do diagnóstico de quadro pulmonar complicado: derrame pleural, abscesso pulmonar, pneumatocele;
- apresentar comorbidades como imunodeficiência, desnutrição grave, doença de base debilitante (p. ex., cardiopatia, pneumopatia crônica, doença falcêmica);
- houver falha de terapêutica ambulatorial e problema social.

O tratamento empírico indicado para regime ambulatorial ou hospitalar está descrito nos Quadros 5.4 e 5.5, baseados na idade da criança e nos possíveis agentes mais prováveis.[5-8]

Quadro 5.4 – Tratamento ambulatorial

Idade	Tratamento empírico	Dose
Crianças < 3 meses	Internação é recomendada	–
3 meses a 5 anos		
Bactérias típicas (pneumococo principalmente, *H. influenzae*, estafilococo)	Amoxicilina ou	40-90 mg/kg/dia em 2 ou 3 tomadas, dose máxima 4 g/dia
	Amoxicilina + ácido clavulânico	40-90 mg/kg/dia em 2 ou 3 tomadas, dose máxima 4 g/dia (em amoxicilina)
	Para pacientes alérgicos a penicilina, não do tipo 1	
Bactérias atípicas (*Mycoplasma pneumoniae* ou *Chlamydophila pneumoniae*)	Axetil cefuroxima	30 mg/kg/dia em duas tomadas, dose máxima 500 mg/dia
	Para pacientes alérgicos a penicilina do tipo 1	
	Levofloxacina ou	16-20 mg/kg/dia em 2 tomadas, dose máxima 750 mg/dia
	Clindamicina ou	30-40 mg/kg/dia em 3 ou 4 tomadas, dose máxima 1,8 g/dia
	Eritromicina ou	30-50 mg/kg/dia em 4 tomadas, dose máxima 2 g/dia
	Azitromicina ou	10 mg/kg no dia 1, depois 5 mg/kg/dia por mais 4 dias (dose máxima 500 mg no dia 1 e 250 mg depois)
	Claritromicina	15 mg/kg por dia em 2 tomadas, dose máxima 1 g/dia

Fonte: Bradley, et al. (2011).[8]

Quadro 5.5 – Tratamento hospitalar

Idade	Agentes mais prováveis	Droga	Dose
0 a 20 dias	Estreptococo do grupo B Enterobactérias (como *E. coli*, *Klebsiella* sp, *Proteus* sp)	Ampicilina + gentamicina ou	Ampi 100-150 mg/kg/dia IV 6/6 horas; gentamicina 7,5 mg/kg/dia ou amicacina 15 mg/kg/dia 1 vez/dia
	Listeria monocytogenes, *Chlamydia trachomatis*, *Streptococcus pneumoniae*, *Staphylococcus aureus*	Cefotaxima ou	150 mg/kg/dia IV 8/8 ou 6/6 horas
		Ceftriaxona	50-75 mg/kg/dia IV ou IM 1 vez/dia
3 semanas a 3 meses	Bacteriana (exceto *Chlamydia trachomatis* ou *Staphylococcus aureus* MRSA)	Ceftriaxona ou	50-100 mg/kg/dia em 1 ou em 2 doses IM/IV
		Cefotaxime	150 mg/kg/dia em 3 ou 4 doses IM
	Chlamydia trachomatis ou *Bordetella pertussis*	Azitromicina ou eritromicina	10 mg/kg 1 vez/dia VO 50 mg/kg/dia VO em 4 tomadas
	S. aureus (MRSA)	Vancomicina ou teicoplanina	Vanco: 40 mg/kg em 3 ou 4 tomadas IV Teico: 20 mg/kg em 2 doses (primeiras 3 doses); a seguir, 10 mg/kg 1 dose diária

(continua)

Quadro 5.5 – Tratamento hospitalar *(continuação)*			
Idade	Agentes mais prováveis	Droga	Dose
> 6 meses	Não complicada (exceto *Mycoplasma pneumoniae, Chlamydophila pneumoniae,* ou *S. aureus*)	Ampicilina ou	150-200 mg/kg por dia IV em 4 doses (dose máxima 12 g/dia),
		Penicilina G ou	200.000 a 250.000 unidades/kg por dia em 4 ou 6 doses IV.
		Cefotaxime ou	150 mg/kg/dia em 3 doses (dose máxima 8 g/dia) IV
		Ceftriaxona	50-100 mg/kg/dia em 1 ou 2 doses (dose máxima 2 g/dia)
		Eritromicina ou	30-50 mg/kg/dia em 4 tomadas, dose máxima 2 g/dia
	Nos casos de *Mycoplasma pneumoniae, Chlamydophila pneumoniae*	Azitromicina ou	10 mg/kg no dia 1, depois, 5 mg/kg/dia por mais 4 dias (dose máxima 500 mg no dia 1 e 250 mg depois)
		Claritromicina	15 mg/kg/dia em 2 tomadas, dose máxima 1 g/dia

MRSA: *S. aureus* meticilinorresistente.
Fonte: Bradley, et al. (2011).[8]

Referências

1. Unicef – United Nations Children's Fund. Levels & trends in child mortality: report 2017 – estimates developed by the UN Inter-agency Group for Child Mortality Estimation. New York: Unifef; 2017.
2. Jain S, Williams DJ, Arnold SR, Ampofo K, Bramley AM, Reed C et al.; CDC EPIC Study Team. Community-acquired pneumonia requiring hospitalization among U. S. children. N Engl J Med. 2015;372:835-45.
3. McGann KA, Long SS. Respiratory tract symptom complexes. In: Long SS, Prober CG, Fischer M. Principles and practices of pediatric infectious diseases. 5th ed. Philadelphia: Elsevier; 2018. p. 164-72.
4. WHO – World Health Organization. Recommendations for management of common childhood conditions, evidence for technical update of pocket book recommendations. Genève: WHO; 2012.
5. Mani CS. Acute pneumonia and its complications. In: Long SS, Prober CG, Fischer M. Principles and practices of pediatric infectious diseases. 5th ed. Philadelphia: Elsevier; 2018. p. 238-49.
6. Nascimento-Carvalho CM, Souza-Marques HH. Recomendação da Sociedade Brasileira de Pediatria para antibioticoterapia em crianças e adolescentes com pneumonia comunitária. Rev Panam Salud Publica. 2004;15:380-7.
7. Harris M, Clark J, Coote N, Fletcher P, Harnden A, McKean M, Thomson A; British Thoracic Society Standards of Care Committee. British Thoracic Society guidelines for the management of community acquired pneumonia in children: update 2011. Thorax. 2011;66:ii1-23.
8. Bradley JS, Byington CL, Shah SS, Alverson B, Carter ER, Harrison C, et al.; Pediatric Infectious Diseases Society and the Infectious Diseases Society of America. The management of community-acquired pneumonia in infants and children older than 3 months of age: clinical practice guidelines by the Pediatric Infectious Diseases Society and the Infectious Diseases Society of America. Clin Infect Dis 2011;53:e25-76.

Capítulo 6

Infecções de pele e partes moles

Paula Andrade Alvares
Marcelo Jenné Mimiça

Introdução

As infecções de pele e tecidos moles são motivo comum de consultas e hospitalizações, independentemente da faixa etária.[1] Em geral, elas são classificadas de acordo com a profundidade de acometimento da pele ou com o grau de complicação, podendo variar de lesões superficiais, como o impetigo, até infecções graves com alta mortalidade, como as fasceítes necrotizantes.[2]

Sua etiologia mais comum inclui o *Staphylococcus aureus* e os estreptococos, em especial o *Streptococcus* beta-hemolítico do grupo A (SBHGA); porém, outros microrganismos, como Gram-negativos e anaeróbios, podem estar envolvidos, especialmente no caso de pacientes imunocomprometidos e com infecções relacionadas com feridas operatórias ou pós-trauma.[3]

Impetigo e ectima

O impetigo é uma infecção superficial da pele que tem um pico de incidência entre 2 e 5 anos de idade e cuja principal etiologia engloba o *S. aureus* e o SBHGA. Pode ser classificado em bolhoso e não bolhoso e pode ser acompanhado de sintomas sistêmicos, como febre e mal-estar.

O ectima é uma infecção semelhante ao impetigo, porém, com acometimento de áreas mais profundas de pele.[1,4]

Quadro clínico

O impetigo não bolhoso pode ser causado pelo *S. aureus* ou pelo SBHGA e apresenta-se com pápulas de halo hiperemiado que evoluem para vesículas, pústulas e crostas, em um período médio de 4 a 6 dias. Os principais sítios iniciais de acometimento são a face e as extremidades, em geral após algum tipo de trauma na pele, porém, pode haver disseminação para outros locais. Pode haver acometimento de linfonodo regional; porém, em geral, sem mais sintomas sistêmicos.[1,4]

O impetigo bolhoso é comumente causado por cepas de *S. aureus* que produzem toxinas esfoliativas, e apresenta-se com vesículas, por vezes coalescentes, localizadas, que podem ou não apresentar conteúdo purulento. Pode haver comprometimento sistêmico, como febre e mal-estar. Em geral, há resolução dentro de 4 a 5 dias.[1,4] Casos de lesões bolhosas disseminadas são conhecidos como síndrome da pele escaldada e serão abordados mais adiante.

O ectima é mais comum em extremidades e apresenta-se, em geral, como úlceras que se estendem até a derme, cobertas de crostas amarelo-esverdeadas, com margens elevadas e violáceas.[1,4]

Exames complementares

Exames complementares não estão indicados de rotina, visto que são infecções localizadas, de diagnóstico clínico; entretanto, pode-se realizar cultura de secreção das vesículas e pústulas, para diferenciar os agentes etiológicos e testes de susceptibilidade aos antimicrobianos e, assim, guiar a terapêutica.[2] É importante lembrar que resultados de culturas de amostras superficiais devem ser sempre interpretados com cautela.

Tratamento

O tratamento do impetigo em pacientes com poucas lesões e sem comprometimento sistêmico pode ser realizado ambulatorialmente com mupirocina tópica por cinco dias.[2]

Nos casos de múltiplas lesões ou comprometimento do estado geral, recomenda-se o tratamento com antimicrobiano sistêmico que tenha cobertura para os agentes etiológicos mais comuns, por sete dias. Na maior parte dos casos, esse tratamento pode ser ambulatorial, com uma cefalosporina de primeira geração, como a cefalexina, ou uma penicilina associada a um inibidor a da betalactamase, como a amoxicilina-clavulanato. Quando houver necessidade de tratamento parenteral, recomenda-se a oxacilina.[2]

Na suspeita de infecção por *S. aureus* resistente à meticilina adquirido na comunidade (CA-MRSA), o tratamento pode ser realizado com clindamicina ou sulfametoxazol-trimetoprim, via oral ou parenteral, também por sete dias.[5]

Prognóstico

O prognóstico do impetigo é bom na maior parte dos casos, com resolução completa das lesões. Complicações supurativas são raras.

É importante lembrar que pacientes imunocomprometidos podem evoluir com sinais e sintomas sistêmicos, incluindo bacteremia e sepse.

Infecções causadas por cepas nefritogênicas do SBHGA podem ter como complicação tardia a glomerulonefrite pós-estreptocócica, que se manifesta, em média, após 18 a 21 dias da infecção inicial, por meio da tríade de hematúria, edema e hipertensão, e pode evoluir com insuficiência renal aguda.[4]

Síndrome da pele escaldada

A síndrome da pele escaldada é uma infecção causada por cepas de *S. aureus* produtoras de toxinas esfoliativas que se manifesta com lesões bolhosas disseminadas e pode ter complicações sistêmicas graves, como o choque tóxico estafilocócico.[1,4]

Quadro clínico

O paciente apresenta-se com vesículas e bolhas por todo o corpo, de conteúdo claro ou purulento. Não há acometimento de mucosas. Nesses casos, o comprometimento sistêmico é evidente, com febre, irritabilidade ou letargia.[1,4]

Em razão da grande área de superfície corpórea acometida, o paciente pode apresentar desidratação e distúrbios acidobásicos e eletrolíticos.

A presença de outras toxinas estafilocócicas, como TSST-1 e algumas enterotoxinas, pode provocar, em alguns quadros infecciosos de pele e partes moles, um quadro de choque tóxico estafilocócico, com instabilidade hemodinâmica, rebaixamento do nível de consciência, hipotensão, oligúria, entre outros.

É importante considerar o diagnóstico diferencial com farmacodermias graves, como a síndrome de Stevens-Johnson.

Exames complementares

Pode-se realizar cultura ou pesquisa de agente etiológico por métodos moleculares, como a reação de polimerase em cadeia (PCR), no líquido das bolhas. A hemocultura também pode ser útil, visto que se trata de infecção disseminada com comprometimento sistêmico relevante.[2,6]

Outros exames, como hemograma e provas de atividade inflamatória aguda (proteína C-reativa, velocidade de hemossedimentação e procalcitonina) podem auxiliar no acompanhamento do tratamento desses pacientes.

Gasometria, eletrólitos, função renal e hepática devem ser considerados para pacientes com sinais de desidratação grave, toxemia ou instabilidade hemodinâmica.

Tratamento

O tratamento do paciente com síndrome da pele escaldada deve incluir antimicrobiano sistêmico parenteral com cobertura para *S. aureus*, em geral, a oxacilina.[2] No caso de suspeita de infecção por CA-MRSA, pode-se realizar tratamento com clindamicina, sulfametoxazol-trimetoprim ou vancomicina.[2,5]

Casos de choque tóxico estafilocócico demandam associação com a clindamicina, antimicrobiano que comprovadamente reduz a letalidade nessas situações.[7]

A duração do tratamento é, em média, de 7 a 14 dias.[2]

O suporte clínico é parte importantíssima do tratamento, devendo a equipe assistente garantir a estabilidade hemodinâmica e ventilatória, quando necessário, bem como a correção de distúrbios eletrolíticos e metabólicos.

Pacientes que evoluem com a síndrome do choque tóxico estafilocócico também podem se beneficiar da administração de imunoglobulina intravenosa (IVIg). Sugere-se um esquema de 1 g/kg no primeiro dia, seguido de 0,5 g/kg no segundo e terceiro dias do tratamento.[8,9]

Prognóstico

O prognóstico em pediatria está diretamente relacionado com a rapidez com que o antimicrobiano e as medidas de suporte são iniciados. Nos casos de tratamento precoce e adequado, a mortalidade pediátrica gira em torno de 3% e costuma estar associada ao desenvolvimento da síndrome do choque tóxico estafilocócico. Os pacientes que se recuperam apresentam reepitelização dentro de 6 a 12 dias, em geral, sem formação de cicatriz.[1,4]

Celulite e erisipela

A celulite é uma infecção que se estende da epiderme ao tecido subcutâneo e, em geral, ocorre após algum tipo de trauma local, como pequenas escoriações ou picadas de inseto. Seus principais agentes etiológicos incluem o *S. aureus* e o SBHGA; porém, pacientes imunocomprometidos podem apresentar celulites causadas por Gram-negativos, como a *Pseudomonas aeruginosa*, e fungos, entre outros microrganismos.[1,4]

A celulite periorbitária merece uma atenção à parte, pois pode ser pré-septal, em geral causada por acometimento de microrganismos de pele, como o *S. aureus* e o SBHGA; ou pós-septal, com acometimento profundo, frequentemente relacionada com infecções de vias aéreas superiores, como sinusite, habitualmente causadas pelo *Streptococcus pneumoniae*, a *Moraxella catarrhalis* e o *Haemophilus influenzae*.[10]

A erisipela acomete uma área mais superficial da pele, podendo apresentar acometimento linfático. Sua principal etiologia é o SBHGA; porém, também pode ser causada pelo *S. aureus* e outros microrganismos. Fatores de risco para sua ocorrência incluem obesidade, estase venosa e comprometimento linfático.[1,4]

Quadro clínico

Tanto nos casos de celulite quanto nos de erisipela, costuma haver histórico de porta de entrada, como lacerações, escoriações ou picadas de inseto.

A principal manifestação clínica da celulite é a presença de edema, hiperemia e dor local. Os limites tendem a ser imprecisos, em função do acometimento de tecido subcutâneo. Pode haver comprometimento de linfonodos regionais, além de sintomas sistêmicos, como febre e mal-estar.

A celulite periorbitária ainda pode apresentar acometimento de motilidade ocular, o que sugere etiologia secundária a infecção de vias aéreas superiores, com maior risco de complicações, como infecção secundária de sistema nervoso central, trombose de seio venoso e comprometimento ocular.

A erisipela manifesta-se principalmente nas extremidades, podendo também acometer a face, em menor número. Ela apresenta-se como uma lesão avermelhada, endurada, de contornos mais bem definidos que a celulite e bastante dolorosa. Sinais e sintomas de comprometimento sistêmico são comuns.

Exames complementares

Hemoculturas geralmente não são indicadas em pacientes imunocompetentes sem comprometimento sistêmico, mas devem sempre ser realizadas em pacientes imunocomprometidos, especialmente naqueles com neutropenia pós-quimioterapia, e nos casos em que haja toxemia ou bacteremia.[2,6]

Hemograma e provas de atividade inflamatória aguda são úteis no acompanhamento de pacientes mais graves, que necessitam de internação e antibioticoterapia intravenosa.

A ultrassonografia é um bom exame de imagem para descartar a possibilidade de coleções purulentas profundas que demandam drenagem.

A tomografia de crânio é o exame de escolha para diferenciar entre celulite periorbitária pré-septal e pós-septal, podendo estar indicada nesses casos.[10]

Tratamento

O tratamento deve ser sistêmico e direcionado de acordo com a história do paciente e o local de acometimento.

Celulites que ocorrem após trauma local ou picada de insetos devem ser tratadas com antimicrobianos que tenham cobertura para *S. aureus* e SBHGA, como cefalosporinas de primeira geração (cefalexina) ou uma penicilina com ação antiestafilocócica (oxacilina).[2] Na suspeita de infecção por CA-MRSA, o tratamento deve ser realizado com clindamicina ou sulfametoxazol-trimetoprim.[2,5] Infecções ocorridas em ambiente hospitalar e/ou associadas a dispositivos invasivos, como acessos vasculares periféricos ou centrais, devem ter cobertura antimicrobiana para *S. aureus* resistente à meticilina adquiridos no hospital (HA-MRSA) e, nesses casos, em geral, há associação com resistência à clindamicina e ao sulfametoxazol-trimetoprim, sendo indicado o tratamento com um glicopeptídio, como a vancomicina ou a teicoplanina.[2]

As erisipelas, como são mais frequentemente causadas pelo *Streptococcus* do grupo A, podem ser tratadas com uma penicilina. Pacientes alérgicos a penicilinas podem realizar o tratamento com macrolídeos.[2]

Celulites periorbitária pré-septais podem ser tratadas da mesma maneira que as demais celulites; porém, as pós-septais também ter, em seu tratamento antimicrobiano, cobertura para bactérias causadoras de infecção de vias aéreas superiores. Em geral, recomenda-se o uso de uma cefalosporina de terceira geração, como o ceftriaxona ou a cefotaxima.[10]

Pacientes imunodeprimidos com suspeita de infecção por agentes incomuns, como *Pseudomonas aeruginosa* ou fungos, devem ter esquemas mais abrangentes, incluindo ciprofloxacino ou ceftazidima (para Gram-negativos) e fluconazol (para fungos).[2]

Prognóstico

As complicações das celulites são raras, mas podem incluir abscessos locais e infecções invasivas, como sepse, osteomielite, artrite séptica e endocardite.

Celulites periorbitárias pós-septais podem apresentar como complicações: meningite, trombose de seio venoso, abscessos profundos, entre outros.

Infecções por cepas nefritogênicas do *Streptococcus* do grupo A podem ocasionar quadros de glomerulonefrite pós-estreptocócica, como comentado anteriormente.

Furúnculos, carbúnculos e abscessos

Os abscessos são coleções purulentas em tecido da derme ou subcutâneo. Os furúnculos e carbúnculos são abscessos que ocorrem em decorrência da infecção profunda dos folículos pilosos, sendo que os furúnculos são pequenas coleções de pus e os carbúnculos são processos inflamatórios coalescentes de diversos furúnculos. Ambos ocorrem mais comumente em áreas de fricção que contenham folículos pilosos, como axilas, região cervical e glútea.[1,4]

Quadro clínico

Os abscessos manifestam-se, inicialmente, como um nódulo avermelhado e doloroso, que evolui com flutuação e, em geral, drenagem espontânea. Os furúnculos apresentam-se de modo semelhante, porém, têm associação com folículos pilosos e ocorrem, tipicamente, em regiões de fricção, como axilas, região cervical e glútea. Os carbúnculos são lesões maiores e mais profundas, também em região de folículos pilosos, e sua drenagem espontânea ocorre através de diversos folículos pilosos.[1,4]

Comprometimento sistêmico e complicações são incomuns, mas incluem celulite local e até mesmo bacteremia, que podem provocar infecções invasivas profundas, como osteomielite, endocardite e sepse.[1,4]

Exames complementares

Furúnculos, carbúnculos e abscessos não acompanhados de sinais e sintomas sistêmicos não necessitam de exames complementares.[2]

Nos casos de lesões associadas a comprometimento sistêmico, recomendam-se coleta de hemograma e provas de atividade inflamatória aguda, além de hemocultura e cultura de secreção.[2]

O ultrassom é um bom exame de imagem para auxiliar no diagnóstico de coleções purulentas mais profundas, por não ser invasivo e ser de fácil acesso em setores de emergência.[2,6]

Tratamento

O tratamento de escolha é a incisão com drenagem da coleção purulenta.[2]

Antimicrobianos sistêmicos devem ser introduzidos como adjuvantes à drenagem nos casos de pacientes com sinais de inflamação sistêmica ou com o objetivo de diminuir recorrência ou disseminação.[2]

O tratamento deve ter cobertura para *S. aureus* e pode ser realizado com uma penicilina antiestafilocócica, como a oxacilina, com uma penicilina associada a um inibidor de betalactamase, como amoxicilina-clavulanato, ou uma cefalosporina de primeira geração, como a cefalexina. Sua duração é de 7 a 10 dias.[2]

Em casos de suspeita de CA-MRSA, pode-se utilizar clindamicina ou sulfametoxazol-trimetoprim.[5] Casos de infecção relacionada com assistência à saúde, em ambiente hospitalar e/ou associadas a dispositivos invasivos, demandam cobertura para HA-MRSA, com um glicopeptídio, como vancomicina ou teicoplanina.

Nos casos de furunculose ou abscessos de repetição, é importante realizar investigação de imunodeficiências, especialmente as relacionadas com disfunção neutrofílica. Nesses casos, podem-se considerar a descolonização com mupirocina tópica nasal e banho com clorexidine 4% por cinco dias.[1,2,4]

Prognóstico

Casos que evoluem sem complicações sistêmicas costumam ter uma boa evolução, com resolução completa do quadro.

As principais complicações dos casos mais graves incluem bacteremia, choque séptico e infecções invasivas a distância, como osteomielite e endocardite.

Fasceíte necrotizante

A fasceíte necrotizante é uma infecção de tecido subcutâneo com comprometimento de fáscias musculares. A maior parte dos casos é polimicrobiana, sendo que os microrganismos mais envolvidos são o *S. aureus* e o SBHGA, podendo ocorrer associações com bactérias Gram-negativas e anaeróbias.[1,3,7]

Quadro clínico

A fasceíte necrotizante pode ocorrer em qualquer parte do corpo; porém, é mais frequente nas extremidades. Os pacientes mais acometidos são os neonatos e os imunocomprometidos. Em geral, há portas de entrada, como lacerações ou escoriações. Ela também pode ocorrer secundariamente a procedimentos cirúrgicos, especialmente quando há contaminação de sítios estéreis, como nas perfurações intestinais.[1,3,7]

O quadro inicial é de edema, eritema e calor local, associado a quadro importante de dor. Pode haver formação de vesículas ou bolhas. O comprometimento sistêmico é importante, com febre, mal-estar e letargia, podendo evoluir com sepse e choque séptico. Esse comprometimento sistêmico tende a ser desproporcional à lesão cutânea visível, que, muitas vezes, esconde a real profundidade e extensão da lesão.[1,3,7]

A coloração da pele progride de avermelhada para violácea e escurecida, com comprometimento da sensibilidade local e, finalmente, aparecimento de necrose.[1,3,7]

Uma forma específica de fasceíte é a gangrena de Fournier, que ocorre na região genital ou perineal.[1,3]

Exames complementares

Hemograma, provas de atividade inflamatória aguda, hemocultura e cultura de secreção e/ou tecido desvitalizado são recomendados para todos os pacientes.[2]

Em razão da evolução com comprometimento sistêmico grave, outros exames podem ser necessários, como função renal e hepática, gasometria, eletrólitos, entre outros.

Tratamento

A abordagem cirúrgica é essencial, garantindo desbridamento de tecidos desvitalizados. No decorrer da evolução do paciente, podem ser necessárias diversas abordagens.[2,7]

O tratamento antimicrobiano inicial deve ser sistêmico e incluir cobertura para Gram-positivos, Gram-negativos e anaeróbios. Recomenda-se uma combinação de clindamicina a um betalactâmico de amplo espectro, como uma penicilina associada a um inibidor da betalactamase (piperacilina-tazobactam), ou uma cefalosporina de terceira geração (ceftriaxona). Pacientes imunodeprimidos ou com quadros que sugiram infecção por *Pseudomonas aeruginosa* devem ter cobertura ampliada para esse agente, com ceftazidima, piperacilina-tazobactam ou meropenem. Casos de infecção relacionada com assistência à saúde demandam cobertura pra HA-MRSA e Gram-negativos multirresistentes, em geral, com uma associação de um glicopeptídio, como vancomicina ou teicoplanina, e um carbapenêmico (meropenem).[2,7]

A clindamicina deve sempre fazer parte do esquema antimicrobiano, pois, além de apresentar boa atividade contra anaeróbios, ela inibe a síntese de toxinas bacterianas, que são responsáveis por induzir a resposta inflamatória exacerbada e, consequentemente, os quadros de maior gravidade.[7]

Além disso, o suporte clínico é de extrema importância, devendo-se garantir a estabilidade hemodinâmica e ventilatória e a correção de distúrbios eletrolíticos e metabólicos o quanto antes.

Prognóstico

A mortalidade nos casos de fasceíte necrotizante pode ser elevada, chegando a 60%, especialmente quando causada pelo SBHGA.[1,3,7]

Os principais fatores prognósticos são o diagnóstico precoce e a instituição de tratamento adequado e agressivo (abordagem cirúrgica e antibioticoterapia parenteral) o quanto antes.

Piomiosite

A piomiosite ou, como também é conhecida, a piomiosite tropical, é uma afecção purulenta de tecidos musculares profundos, tendo predominância em países de clima tropical, no sexo masculino e com pico de ocorrência entre 2 e 5 anos de idade.[11-13]

Ela pode ser primária, quando ocorre a partir de disseminação hematogênica, ou secundária, quando se trata da extensão de um processo infeccioso adjacente.[11-13]

Sua principal etiologia é o *S. aureus*, responsável por 50 a 95% dos casos. Também pode ser causada pelo SBHGA e por Gram-negativos, como a *Pseudomonas aeruginosa*.[11-13]

Quadro clínico

O paciente apresenta-se, na maior parte dos casos, com dor no local do acometimento, podendo evoluir com hiperemia, edema e calor local na pele subjacente. Há associação com febre e mal-estar geral, sendo que, se o diagnóstico for tardio, o paciente pode evoluir com necrose muscular, quadro de sepse, choque e até mesmo óbito.[11-13]

Os músculos mais acometidos tendem a ser os da região do tronco, quadril, glúteos e coxa, e seu diagnóstico pode ser difícil, especialmente quando acomete musculatura profunda, como o iliopsoas.[12,13]

Exames complementares

Exames gerais, como hemograma e provas de atividade inflamatória aguda, são importantes para o acompanhamento do caso. Em geral, o paciente apresenta leucocitose acima de 20.000 células/mm^3 e proteína C-reativa e velocidade de hemossedimentação elevados.

A hemocultura e a cultura de tecido ou secreção obtidos em procedimento cirúrgico são importantes para o diagnóstico etiológico e o direcionamento do tratamento.

A ultrassonografia é um bom exame para detectar a formação de coleções profundas e o acometimento muscular, diferenciando esses quadros de outros diagnósticos. A ressonância nuclear magnética é o padrão-ouro para detecção de processos inflamatórios musculares que ainda não evoluíram com formação de abscessos; porém, é um exame menos disponível rotineiramente e mais invasivo, com a necessidade de administração de contraste e, em muitos casos pediátricos, de sedação, apresentando maior risco de eventos adversos.[12,13]

Tratamento

O tratamento inicial da piomiosite consiste na administração de antibioticoterapia sistêmica com cobertura para *S. aureus*. Uma penicilina antiestafilocócica, como a oxacilina, é o tratamento de escolha. Em caso de suspeita de CA-MRSA, o tratamento pode ser realizado com clindamicina ou sulfametoxazol-trimetoprim. Casos mais graves, com comprometimento hemodinâmico, também podem ser tratados com vancomicina.[12,13]

Pacientes imunocomprometidos também devem receber cobertura para Gram-negativos, podendo ser realizada com uma cefalosporina com cobertura para *Pseudomonas aeruginosa*, como ceftazidima ou cefepime, ou uma penicilina associada a um inibidor da betalactamase, como amoxicilina-clavulanato ou piperacilina-tazobactam.[12,13]

Para os pacientes que tenham coleção purulenta confirmada por exame de imagem ou para aqueles em que não haja melhora significativa nas primeiras 48 a 72 horas de tratamento conservador, devem-se realizar drenagem e limpeza cirúrgica.[11-13]

Prognóstico

O prognóstico está diretamente relacionado com a precocidade do diagnóstico. Casos diagnosticados tardiamente podem evoluir com instabilidade hemodinâmica e óbito, e aqueles que se recuperam podem sofrer comprometimento ósseo ou articular adjacente.[12]

Outras infecções de pele secundárias

Infecções pós-mordedura

Infecções secundárias a mordeduras costumam ser causadas por microrganismos que colonizam a cavidade oral, em especial Gram-positivos e anaeróbios.[14,15]

O tratamento dessas infecções, seja a mordedura humana, canina ou felina, pode ser realizado com amoxicilina-clavulanato por 7 a 10 dias. Pacientes alérgicos a penicilina podem ser tratados com uma combinação de sulfametoxazol-trimetoprim associado a clindamicina.[14,15]

Pacientes com mordedura por cães e gatos devem ser orientados quanto à profilaxia de raiva e tétano, de acordo com a necessidade.[14]

Pacientes vítimas de mordeduras humanas devem receber orientação quanto à profilaxia para tétano, hepatite B e HIV, conforme indicação clínica.[14]

Infecções pós-queimadura

Infecções de pele em pacientes vítimas de queimadura podem ser causadas por Gram--positivos, Gram-negativos e fungos.[15-17]

Pacientes com infecção secundária a queimaduras pequenas, em tratamento ambulatorial, devem incluir tratamento para *S. aureus* e SBHGA, em geral, com uma cefalosporina de primeira geração (cefazolina, cefalexina) ou uma penicilina antiestafilocócica (oxacilina). Na suspeita de infecção por CA-MRSA, o tratamento pode ser realizado com clindamicina ou sulfametoxazol-trimetoprim.

Pacientes com queimaduras extensas e/ou hospitalizados devem ter cobertura para HA-MRSA, bem como Gram-negativos de perfil de sensibilidade antimicrobiana hospitalar, em geral, com uma associação de vancomicina e uma cefalosporina de quarta geração (cefepime), uma penicilina associada a um inibidor de betalactamase (piperacilina-tazobactam) ou um carbapenêmico (meropenem). Se houver suspeita de infecção fúngica, indica-se o tratamento com fluconazol.[15-17]

Infecções pós-trauma

Infecções de pele pós-trauma podem ser causadas por bactérias Gram-positivas e Gram--negativas.[15]

Pacientes não hospitalizados com infecções leves podem ser tratados com cefalexina, clindamicina ou sulfametoxazol-trimetoprim. Na suspeita de infecção por Gram-negativos, amoxicilina-clavulanato é uma boa opção.[15]

Pacientes hospitalizados e/ou com infecções graves devem receber tratamento com cobertura para HA-MRSA e Gram-negativos hospitalares, em geral, com uma associação de vancomicina e piperacilina-tazobactam ou vancomicina e meropenem. Para esses pacientes, também é importante considerar a possibilidade de infecção invasiva por contiguidade, como osteomielite ou artrite séptica, a depender do local do trauma.[15]

Infecção de ferida operatória

As infecções de sítio cirúrgico são tratadas com retirada de suturas e drenagem espontânea ou cirúrgica. As infecções que evoluem associadas a sinais e sintomas de comprometimento sistêmico, como febre, taquicardia, taquipneia e/ou leucocitose, devem também receber tratamento antimicrobiano de curta duração.[2,15]

O esquema antimicrobiano deve conter cobertura para *S. aureus* e pode ser realizado com oxacilina ou cefalexina. Na suspeita da CA-MRSA, deve-se dar preferência a clindamicina ou sulfametoxazol-trimetoprim. Infecções graves em pacientes hospitalizados devem sempre receber cobertura para HA-MRSA com vancomicina ou teicoplanina.[2,15]

Paciente submetidos a cirurgias do trato gastrointestinal, das regiões axilar e perineal ou do trato genital feminino também devem receber cobertura para Gram-negativos entéricos e anaeróbios. Esse tratamento pode ser realizado com uma penicilina associada a um inibidor da betalactamase, como amoxicilina-clavulanato ou piperacilina-tazobactam, ou uma cefalosporina (ceftriaxona) associada a metronidazol ou clindamicina.[2,15]

Referências

1. Bennett JE, Dolin R, Blaster MJ. Mandell, Douglas, and Bennett's principles and practice of infectious diseases. 8th ed. Philadelphia: Elsevier/Saunders; 2015.
2. Stevens DL, Bisno AL, Chambers HF, Dellinger EP, Goldstein EJ, Gorbach SL, et al. Practice guidelines for the diagnosis and management of skin and soft tissue infections: 2014 update by the Infectious Diseases Society of America. Clin Infect Dis. 2014;59:147-59.
3. Esposito S, Noviello S, Leone S. Epidemiology and microbiology of skin and soft tissue infections. Curr Opin Infec Dis. 2016;29:109-15.
4. Kliegman RM, Stanton BF, St. Geme JW 3rd, Schor NF, Behrman RE. Nelson textbook of pediatrics. 20th ed. Philadelphia: Elsevier/Saunders; 2016.
5. Bowen AC, Carapetis JR, Currie BJ, Fowler Jr V, Chambers HF, Tong SYC. Sulfamethoxazole-trimethoprim for skin and soft tissue infections including impetigo, cellulitis and abscess. Open Forum Infect Dis. 2017;4:ofx232.
6. Fenster DB, Renny MH, Ng C, Roskind CG. Scratching the surface: a review of skin and soft tissue infections in children. Curr Opin Pediatr. 2015;27:303-7.
7. Zundel S, Lemaréchal A, Kaiser P, Szavay P. Diagnosis and treatment of pediatric necrotizing fasciitis: a systematic review of the literature. Eur J Pediatr Surg. 2017;27:127-37.
8. Darenberg J, Ihendyane N, Sjölin J, Aufwerber E, Haidl S, Follin P, et al. Intravenous immunoglobulin G therapy in streptococcal toxic shock syndrome: a European randomized, double-blind, placebo-controlled trial. Clin Infect Dis. 2003;37:333-40.
9. Chen KY, Cheung M, Burgner DP, Curtis N. Toxic shock syndrome in Australian children. Archives of Disease in Childhood. 2016;101:736-40.
10. Sciarretta V, Demattè M, Farneti P, Fornaciari M, Corsini I, Piccin O, et al. Management of orbital cellulitis nd subperiosteal orbital abscesso in pediatric patients: a ten-year review. Int J Pediatr Otorhinolaryngol. 2017;96:72-6.
11. Taksande A, Vilhekar K, Gupta S. Primary pyomyositis in a child. Int J Infect Dis. 2009;13:e149-51.
12. Bahute A, Alves C, Balacó I, Cardoso PS, Ling T P, Matos G. Piomiosite pélvica em idade pediátrica: uma série de casos clínicos. Rev Port Ortop Traum. 2015;23(4):310-9.
13. Elzohairy MM. Primary pyomyositis in children. Orthop Traumatol Surg Res. 2018;104:397-403.
14. Kimberlin DW, Brady MT, Jackson MA, Long SS. Red Book 2915 Report of the Committee on Infectious Diseases. 30th ed. Elk Grove Vilage: American Academy of Pediatrics; 2015.
15. Chambers HF, Eliopoulos GM, Gilbert DN, Saag MS. Sanford guide to antimicrobial therapy. Sperryville: Antimicrobial Therapy; 2017.
16. Church D, Elsayed S, Reid O, Winston B, Lindsay R. Burn wound infections. Clin Microbiol Rev. 2006;19:403-34.
17. Devrim O, Kara A, Düzgol M, Karkiner A, Bayram N, Temir G, et al. Burn-asociated bloodstream infections in pediatric burn patients: time distribution of etiologic agents. Burns. 2017;43:144-8.

Capítulo 7

Meningites virais e bacterianas

Irene Walter de Freitas
Rosely Miller Bossolan

Introdução

As infecções agudas do sistema nervoso central (SNC) são relativamente frequentes na infância e na adolescência, com significativas morbidade e mortalidade. Apesar de as primeiras descrições clínicas datarem do século XIX, o maior impacto na evolução desses quadros ocorreu na era pós-antibiótica. Na atualidade, observa-se um forte impacto na queda da ocorrência de meningite por *Haemophilus influenzae* do tipo b a partir da disponibilização de vacina conjugada específica em 1999. O mesmo impacto é esperado no que diz respeito à introdução das vacinas para *Streptococcus pneumoniae* (*S. pneumoniae*, pneumococo) e *Neisseria meningitidis* (*N. meningitidis*, meningococo), sorogrupo C no calendário brasileiro de imunizações pelo Programa Nacional de Imunizações (PNI).

Embora vários agentes infecciosos estejam envolvidos nas infecções do SNC, entre eles, bactérias, vírus, fungos ou protozoários, as meningites bacterianas, virais e as encefalites ou meningoencefalites virais ocupam, atualmente, maior frequência epidemiológica. A terapêutica específica ao insulto microbiológico, somada aos cuidados em unidade de terapia intensiva, principalmente mediante a instabilidade hemodinâmica e neurológica, são fundamentais para a boa evolução desses agravos.[1]

Etiologia

Doença meningocócica e meningites são doenças de notificação compulsória no estado de São Paulo, diante da suspeita ou de sua confirmação.[2]

Os Quadros 7.1 e 7.2 resumem as etiologias de acordo com a faixa etária e em condições clínicas especiais, respectivamente.

Quadro 7.1 – Etiologia de acordo com a faixa etária

Idade	Causas de meningite bacteriana e viral
Recém-nascidos	*Streptococcus agalactiae* (estreptococo B), *Listeria monocytogenes*, bacilos Gram-negativos (*Escherichia coli*, *Salmonelas*) e *Streptococcus pneumoniae* (pneumococo)
Crianças	*Neisseria meningitidis* (meningococo), *Streptococcus pneumoniae*, *Haemophilus influenzae*
Adultos	*Neisseria meningitidis*, *Streptococcus pneumoniae* Em idosos, além dos citados, *Listeria monocytogenes*
Todas as faixas etárias	Etiologia viral: enterovírus (principalmente vírus de Coxsackie A e B), vírus herpes simples tipo 1 e 2, varicela zóster, Epstein-Barr, citomegalovírus, herpes vírus 6, vírus do sarampo, *influenza* e arbovírus

Fonte: Freitas e Bossolan (2018).[1]

Quadro 7.2 – Etiologia em condições clínicas especiais

Situação clínica	Principais agentes
Presença de derivação ventrículo peritoneal (DVP) Pós-operatório de neurocirurgia	*Staphilococcus aureus* Bacilos Gram-negativos aeróbios: *Pseudomonas aeruginosa*
Alteração da barreira hematoencefálica Implante coclear Síndrome nefrótica	*S. pneumoniae*
Deficiência de complemento	*S. pneumoniae* *N. meningitidis*
Esplenectomia Asplenia Anemia falciforme	*S. pneumoniae*
Cardiopatia congênita cianótica: maior risco de embolia séptica	Estafilococos *S. pneumoniae*
Meningomielocele Cisto dermoide	Estafilococos Bactérias entéricas Gram-negativas

Fonte: Freitas e Bossolan (2018).[1]

Manifestações clínicas[3,4]

- Crianças menores de 1 ano de idade:
  - instabilidade térmica (hipertermia ou hipotermia);
  - alteração do estado de alerta (sonolência);
  - abaulamento de fontanela;
  - irritabilidade;
  - recusa alimentar;
  - apatia;
  - convulsões;
  - apneia;
  - hiperglicemia/hipoglicemia;
  - crise de cianose perioral ou ungueal.

- Crianças maiores de 1 ano de idade e adultos:
  - febre;
  - cefaleia;
  - vômitos e náuseas;
  - sinais de irritação meníngea (rigidez de nuca, sinais de Kernig e Brudzinski);
  - sonolência;
  - convulsões;
  - manifestações hemorrágicas na pele;
  - prostração;
  - confusão mental.

Atenção: na presença de mal-estar súbito, febre alta, calafrios, prostração e manifestações hemorrágicas na pele (petéquias, equimoses, *rash*), deve-se pensar na hipótese de meningococcemia. A meningite por *Neisseria meningitidis* pode cursar com ou sem meningococcemia.

Abordagem diagnóstica[3,5-7]

O diagnóstico deve ser precoce, pois o retardo no reconhecimento clínico pode ocasionar uma evolução fatal.
- História clínica e epidemiológica completa e exame físico acurado.
- Punção lombar (PL): avaliar contraindicações e possível necessidade de tomografia computadorizada de crânio antes da punção lombar. São contraindicações à punção:
  - Suspeita de hipertensão intracraniana – HIC (cefaleia, vômitos, abaulamento de fontanela, paralisia de nervo oculomotor e abducente, hipertensão arterial, bradicardia, irregularidade respiratória, atitude de descerebração e decorticação, papiledema).
  - Instabilidade hemodinâmica grave e infecção cutânea em local de punção.
  - Plaquetopenia: contraindicação se inferior a 50.000/mm³.

A Figura 7.1 ilustra a sequência do atendimento à criança com idade superior a 1 mês de idade que procura o pronto-atendimento pediátrico com queixas sugestivas de meningite bacteriana.

Hemofilia não é contraindicação à PL, mas, assim como para outras doenças da coagulação, não se deve puncionar se houver sangramento ativo, plaquetas ≤ 50.000 ou INR > 1,4. Nesses casos, inicia-se antibioticoterapia empírica até ser possível a punção.

- Analisar aspecto do líquor (Tabela 7.1), bioquímica, citologia, bacterioscopia, cultura, PCR (reação de cadeia de polimerase para *S. pneumoniae*, *N. meningitidis* e *H. influenzae* – encaminhar ao Instituto Adolfo Lutz – IAL,[4] de acordo com protocolo para encaminhamento próprio) e detecção de antígeno (látex).
- PCR no sangue e encaminhamento ao IAL.
- Hemograma completo, eletrólitos séricos, glicose sérica, função renal e hepática.
- Hemoculturas: coletar antes do início da terapia antimicrobiana em todos os casos suspeitos de meningite, independentemente da etiologia.
- Proteína C-reativa.
- Exames de imagem, quando necessários: tomografia computadorizada ou ressonância magnética de crânio.

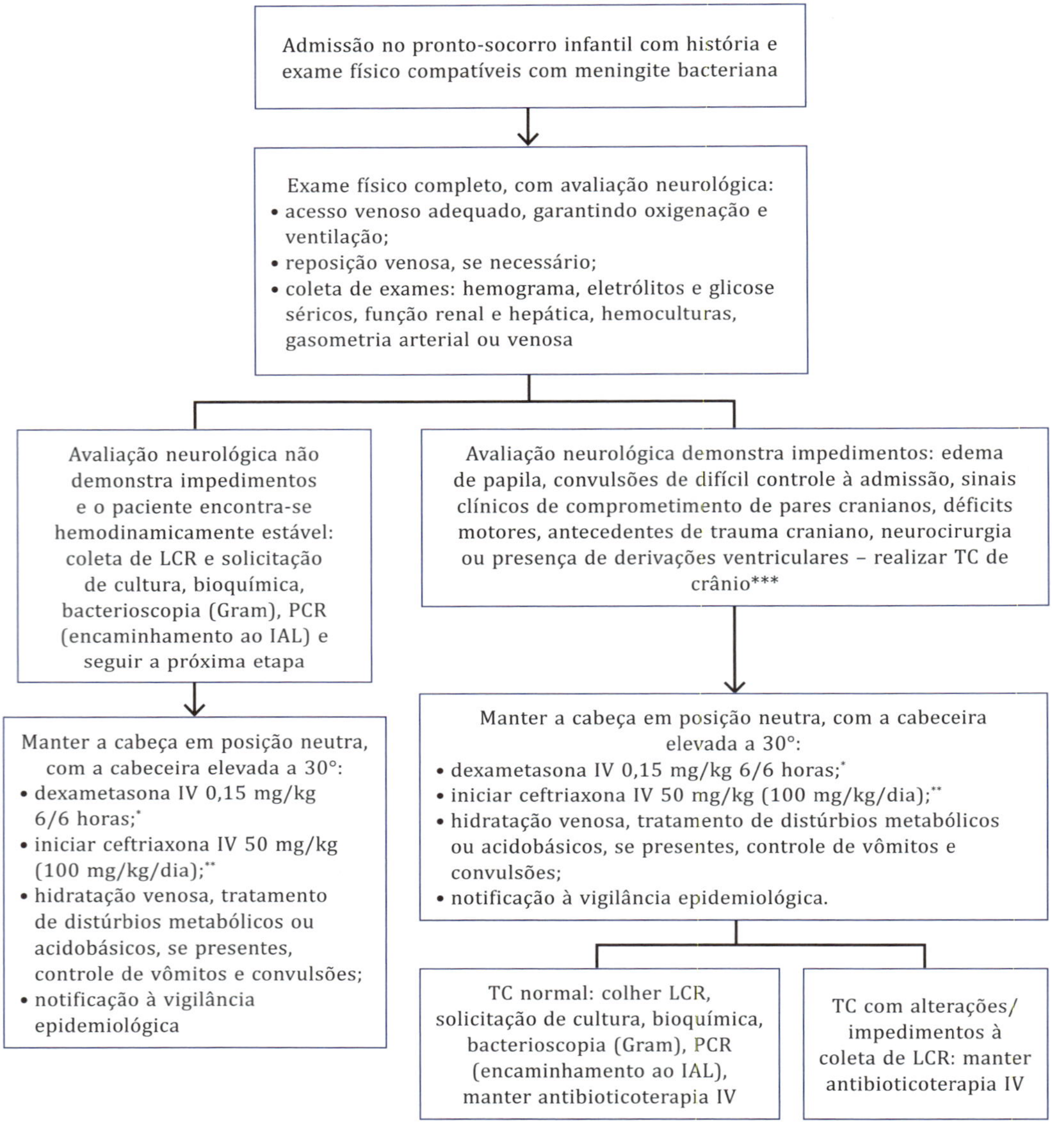

INFECTOLOGIA NAS EMERGÊNCIAS PEDIÁTRICAS

```
┌─────────────────────────────────────────────┐
│ Admissão no pronto-socorro infantil com     │
│ história e exame físico compatíveis com     │
│ meningite bacteriana                        │
└─────────────────────────────────────────────┘
                       ↓
┌─────────────────────────────────────────────┐
│ Exame físico completo, com avaliação        │
│ neurológica:                                │
│ • acesso venoso adequado, garantindo        │
│   oxigenação e ventilação;                  │
│ • reposição venosa, se necessário;          │
│ • coleta de exames: hemograma, eletrólitos  │
│   e glicose séricos, função renal e         │
│   hepática, hemoculturas, gasometria        │
│   arterial ou venosa                        │
└─────────────────────────────────────────────┘
```

Avaliação neurológica não demonstra impedimentos e o paciente encontra-se hemodinamicamente estável: coleta de LCR e solicitação de cultura, bioquímica, bacterioscopia (Gram), PCR (encaminhamento ao IAL) e seguir a próxima etapa

Avaliação neurológica demonstra impedimentos: edema de papila, convulsões de difícil controle à admissão, sinais clínicos de comprometimento de pares cranianos, déficits motores, antecedentes de trauma craniano, neurocirurgia ou presença de derivações ventriculares – realizar TC de crânio***

Manter a cabeça em posição neutra, com a cabeceira elevada a 30°:
- dexametasona IV 0,15 mg/kg 6/6 horas;*
- iniciar ceftriaxona IV 50 mg/kg (100 mg/kg/dia);**
- hidratação venosa, tratamento de distúrbios metabólicos ou acidobásicos, se presentes, controle de vômitos e convulsões;
- notificação à vigilância epidemiológica

Manter a cabeça em posição neutra, com a cabeceira elevada a 30°:
- dexametasona IV 0,15 mg/kg 6/6 horas;*
- iniciar ceftriaxona IV 50 mg/kg (100 mg/kg/dia);**
- hidratação venosa, tratamento de distúrbios metabólicos ou acidobásicos, se presentes, controle de vômitos e convulsões;
- notificação à vigilância epidemiológica.

TC normal: colher LCR, solicitação de cultura, bioquímica, bacterioscopia (Gram), PCR (encaminhamento ao IAL), manter antibioticoterapia IV

TC com alterações/impedimentos à coleta de LCR: manter antibioticoterapia IV

Figura 7.1 – *Fluxograma de atendimento de suspeita de meningite bacteriana em crianças com idade superior a 1 mês.*

* A dexametasona deve ser administrada antes da primeira dose de antibiótico ou imediatamente depois.
** Antibiótico IV deve ser iniciado imediatamente após a coleta de LCR, caso esta tenha ocorrido.
*** Não retardar a administração da primeira dose de antibiótico caso não seja possível colher o LCR.

IV: via intravenosa; IAL: Instituto Adolfo Lutz; LCR: líquor; PCR: reação em cadeia da polimerase; TC: tomografia computadorizada.

Fonte: adaptada de Ministério da Saúde (2010).[9]

Tabela 7.1 – Características do líquor nas meningites

Líquor	Meningite bacteriana	Meningite viral	Meningoencefalite tuberculosa
Leucócitos/mm³	> 1.000	< 1.000	20 a 500
Diferencial	Predomínio de neutrófilos polimorfonucleares	Predomínio de linfócitos	Predomínio de linfócitos
Glicose	Diminuição acentuada < 30 mg/dL	Normal	Diminuída
Proteínas	Aumentadas	Normal ou levemente aumentada	Bastante elevadas > 100 mg/dL
Bacterioscopia	Positiva em mais de 85% dos casos	Negativa	Ziehl-Neelsen positivo em 30% dos casos
Cultura	Positiva	Negativa	Pode ser positiva para M. tuberculosis

Fonte: Freitas e Bossolan (2018).[1]

Tratamento específico[1,3]

Diante da suspeita diagnóstica, o tratamento deve ser iniciado o mais precocemente possível, em ambiente hospitalar, com cuidados intensivos, se necessário, e em isolamento respiratório. O tratamento é baseado em terapia antimicrobiana específica (Tabelas 7.2 e 7.3), terapia de suporte e prevenção de sequelas e complicações.

São situações que indicam internação em unidade de cuidados intensivos:
- instabilidade hemodinâmica e respiratória;
- alteração do nível de consciência, principalmente se a escala de coma de Glasgow for inferior a 10 em 15 pontos;
- recém-nascidos ou lactentes com idade inferior a 2 meses;
- crises convulsivas de difícil controle.

O isolamento respiratório deve ser suspenso 24 horas após o início do antibiótico.

Tabela 7.2 – Terapêutica antimicrobiana empírica inicial para meningites bacterianas

Faixa etária	Droga
Período neonatal (até 28 dias de vida)	Ampicilina + cefalosporina de terceira geração: as doses devem ser consultadas conforme idade gestacional corrigida e cronológica
29 dias a 3 meses de idade	Ampicilina: 200 a 400 mg/kg/dia 6/6 h (máximo 12 g/dia) + Cefalosporina de terceira geração: ceftriaxone 100 mg/kg/dia 12/12 h (máximo: 4 g/dia)
A partir dos 3 meses de idade ao adolescente	Cefalosporina de terceira geração: ceftriaxone 100 mg/kg/dia 12/12 h (máximo: 4 g/dia)

Obs.: quando o agente etiológico for identificado, assim como sua sensibilidade a antimicrobianos, o tratamento deve ser reavaliado.

Fonte: Freitas e Bossolan (2018)[1]; Kim (2014)[3]; AAP (2015)[5].

Tabela 7.3 – Tempo de tratamento na meningite bacteriana sem complicação

Agente	Tempo de tratamento
Haemophilus influenzae	7-10 dias
Streptococcus pneumoniae	10-14 dias
Neisseria meningitidis	7 dias
Listeria monocytogenes	14-21 dias
Staphylococcus aureus	21 dias
Bacilo Gram-negativo	14-21 dias, após cultura do LCR sem crescimento bacteriano

Fonte: Freitas e Bossolan (2018)[1]; Kim (2014)[3].

Terapia adjuvante: corticoterapia[1]

Estudos indicam o uso de dexametasona intravenosa (0,15 mg/kg/dose, a cada seis horas, por dois dias) no tratamento de crianças com idade superior a 6 semanas com meningite bacteriana aguda causada por *Haemophilus influenzae* tipo b.

A evidência disponível suporta o benefício da dexametasona na meningite por *Haemophilus influenzae* tipo b, na redução da evolução para perda auditiva, devendo ser avaliada na meningite por pneumococo. Não há, até o momento, evidência benéfica nos casos de meningite meningocócica.

Entretanto, no cenário clínico, o mais frequente é que o antibiótico e a dexametasona sejam administrados nas meningites bacterianas antes do conhecimento do agente etiológico.

Meningoencefalites e encefalites pelo herpes vírus

A encefalite por herpes simples 1 e 2 (HSV-1 e HSV-2) requer terapêutica específica, sendo importante seu início mesmo diante da suspeita clínica e laboratorial, visando a um melhor prognóstico.

Para o diagnóstico da encefalite herpética, desde que seja clinicamente possível, é necessária a coleta do LCR, em que será evidenciada a contagem variável de leucócitos (média de 100 leucócitos/mm^3) com predominância de linfócitos, podendo haver algum número de hemácias. A bioquímica do LCR varia de normal à presença de hipoglicorraquia e hiperproteinorraquia.

A detecção do DNA viral no LCR, por meio da técnica da PCR, tornou-se o método diagnóstico de escolha, por apresentar altas sensibilidade e especificidade.

O estudo diagnóstico não invasivo do SNC inclui eletroencefalograma (EEG), tomografia computadorizada (TC) de crânio e ressonância magnética (RNM) de crânio.

O tratamento de escolha para a encefalite por herpes simples é o aciclovir intravenoso por 14 a 21 dias, nas seguintes doses:[7]
- do nascimento até 3 meses de idade: 60 mg/kg/dia, divididos a cada oito horas;
- ≥ 3 meses a 12 anos de idade: 30-45 mg/kg/dia, divididos a cada oito horas;
- ≥ 12 anos: 30 mg/kg/dia, divididos a cada oito horas.

Quimioprofilaxia dos comunicantes nas meningites bacterianas[8-12]

A profilaxia medicamentosa está indicada na doença meningocócica e na doença causada pelo *Haemophilus influenzae* tipo b (Hib) (Tabelas 7.4 e 7.5). Na doença meningocócica, a quimioprofilaxia está indicada para:
- Contactantes domiciliares (crianças ou adultos) que moram no mesmo domicílio ou que tiveram contato > 4 horas (5-7 dias antes da internação).
- Contactantes em creches, orfanatos, alojamentos conjuntos (quartéis e outros) e pré-escola com o caso índice: a critério do órgão de vigilância epidemiológica.
- Contactantes com secreções orais do paciente (por meio de beijo ou respiração boca a boca, compartilhamento de escova de dente).
- Passageiros de viagens aéreas com duração acima de oito horas que tenham compartilhado assento ao lado do caso índice.
- Para profissionais da saúde, está indicada àqueles que realizaram intubação ou aspiração de vias aéreas sem proteção com equipamentos de proteção individual.

Nos casos de *H. influenzae*, crianças com esquema vacinal completo para Hib não necessitam receber quimioprofilaxia para *H. influenzae*. Para contactantes domiciliares, somente quando, além do caso índice, houver crianças menores de 4 anos de idade suscetíveis (não vacinados ou com vacinação incompleta).

Tabela 7.4 – *Neisseria meningitidis* (meningococo)

Antibiótico	Dose	Intervalo	Duração
Rifampicina (medicamento de escolha)	Adulto: 600 mg/dose VO	12/12 horas (máximo 2.400 mg)	2 dias
Rifampicina (medicamento de escolha)	Criança < 1 mês: 5 mg/kg/dose VO Criança > 1 mês: 10 mg/kg/dose VO	12/12 horas (máximo 600 mg)	2 dias

Fonte: Ministério da Saúde (2010)[8]; AAP (2015)[12].

Tabela 7.5 – *Haemophilus influenzae*

Antibiótico	Dose	Intervalo	Duração
Rifampicina (medicamento de escolha)	Adulto: 600 mg/dose VO	1 vez/dia (24/24 horas)	4 dias
Rifampicina (medicamento de escolha)	Criança < 1 mês: 10 mg/kg/dose VO Criança > 1 mês: 20 mg/kg/dose VO	1 vez/dia (24/24 horas) (máximo 600 mg)	4 dias

Fonte: Ministério da Saúde (2010)[9]; AAP (2015)[11].

Medicamentos alternativos para profilaxia tanto para *Haemophilus influenzae* b como para meningococo:[12]
- Ceftriaxona:
    - adultos: 250 mg IM, dose única;
    - crianças (< 12 anos): 125 mg IM, dose única.
- Ciprofloxacino (somente para adultos): 500 mg VO, dose única.

Referências

1. Freitas IW, Bossolan RM. Infecções do Sistema Nervoso Central. In: Hirschheimer MR, Carvalho WB, Matsumoto T. Terapia Intensiva Pediátrica e Neonatal. 4. ed. Rio de Janeiro: Atheneu; 2018. p. 1239-56.
2. Brasil. Ministério da Saúde. Resolução Estadual SP, SS n. 59, de 22 de julho de 2004. Brasília: Ministério da Saúde; 2004.
3. Kim KS. Bacterial meningitis beyond the neonatal period. In: Cherry JD, Harrison GJ, Kaplan SL, Steinbach WJ, Hotez PJ. Feigin and Cherry's textbook of pediatric infectious diseases. 7th ed. Philadelphia: Elsevier Saunders; 2014. p. 425-61.
4. Centro de Vigilância Epidemiológica Alexandre Vranjack – CVE. Protocolo laboratorial: meningites bacterianas. Setembro de 2017. Divisão de Doenças de Transmissão Respiratória [cited 2018 Jan 8]. Disponível em: www.cve.saude.sp.gov.br.
5. American Academy of Pediatrics (AAP). Pneumococcal infections. In: Kimberlin DW, Brady MT, Jackson MA, Long SS, editors. Red Book: 2015 Report of the Committee on Infectious Diseases. 30th ed. Elk Grove Village: American Academy of Pediatrics; 2015. p. 626-38.
6. van de Beek D, Cabellos C, Dzupova O, Esposito E, Klein M, Kloek, et al. ESCMID guideline: diagnosis and treatment of acute bacterial meningitis. Clin Microbiol Infect. 2016;22:S37-62.
7. American Academy of Pediatrics (AAP). Herpes Simplex. In: Pickering LK, Baker CJ, Kimberlin DW, Long SS, editors. Red Book: 2015 Report of the Committee on Infectious Diseases 30th ed. Elk Grove Village: American Academy of Pediatrics; 2015. p. 432-45.
8. Brasil. Ministério da Saúde. Secretaria de Vigilância em Saúde. Departamento de Vigilância Epidemiológica. Doença meningocócica. Doenças infecciosas e parasitárias: guia de bolso. 8ª ed. Brasília, DF: Ministério da Saúde; 2010. p. 156-9.
9. Brasil. Ministério da Saúde. Secretaria de Vigilância em Saúde. Departamento de Vigilância Epidemiológica. Meningite por *Haemophilus influenzae*. Doenças infecciosas e parasitárias: guia de bolso. 8ª ed. Brasília, DF: Ministério da Saúde; 2010. p. 303-5.
10. Kaplan S L, Edwards MS, Nordli DR. Bacterial meningitis in children older than one month: clinical features and diagnosis. UpToDate, 2017 [homepage on the Internet] [cited 2018 Jan 8]. Available from: http://www.uptodate.com/contents/bacterial-meningitis-in-children-older-than-one-month.
11. American Academy of Pediatrics (AAP). *Haemophilus influenzae* infections. In: Pickering LK, Baker CJ, Kimberlin DW, Long SS, editors. Red Book: 2015 Report of the Committee on Infectious Diseases. 30th ed. Elk Grove Village: American Academy of Pediatrics; 2015. p. 368-76.
12. American Academy of Pediatrics (AAP). Meningococcal Infections. In: Pickering LK, Baker CJ, Kimberlin DW, Long SS, editors. Red Book: 2015 Report of the Committee on Infectious Diseases. 30th ed. Elk Grove Village: American Academy of Pediatrics; 2015. p. 547-58.

Capítulo 8

Reconhecimento precoce da sepse pediátrica

Flávia Jacqueline Almeida
Maria Augusta Junqueira Alves

Introdução

A sepse é uma doença grave, com elevada mortalidade em crianças, de evolução rápida e potencialmente fatal, caracterizada por marcadores pró e anti-inflamatórios, além de hormônios do sistema neuroendócrino e do sistema nervoso autônomo.[1] A sepse apresenta uma mortalidade de 15 a 30% em países desenvolvidos e de 50% nos países em desenvolvimento. Acomete principalmente recém-nascidos, lactentes e crianças com comorbidades. Clinicamente, a sepse representa a via final de muitas infecções sistêmicas e pode resultar em disfunção orgânica, falência de múltiplos órgãos e morte.

O grande desafio da sepse pediátrica é o reconhecimento precoce, com terapia inicial agressiva, o que gera uma redução de 50% na morbimortalidade. A implementação de protocolos institucionais é fundamental no reconhecimento dos pacientes sépticos, e o tratamento guiado por metas impacta diretamente na redução da morbimortalidade, além de reduzir custos.

Definições

Apesar da importância da sepse pediátrica, até 2005 não havia um consenso com relação a suas definições. A dificuldade do estabelecimento de um consenso relaciona-se ao caráter dinâmico e complexo da doença e a certas peculiaridades da infância (diferentes grupos etários, variações fisiológicas dos sinais vitais, diferentes agentes infecciosos e fatores predisponentes). Somente em 2005 foram publicadas definições exclusivas para a faixa etária pediátrica.[2,3]

A sepse apresentará, inicialmente, sinais de síndrome da resposta inflamatória sistêmica (SIRS) (Quadro 8.1 e Tabela 8.1). A SIRS é definida como a presença de pelo menos dois dos seguintes critérios, sendo que um deles deve ser alteração da temperatura ou do número de leucócitos:

- **Alteração de temperatura corpórea:** hipertermia ou hipotermia. A presença de febre nas últimas quatro horas antes da chegada ao hospital deve ser considerada um critério de SIRS.
- **Taquicardia:** frequência cardíaca (FC) > 2 desvios-padrão (DP) acima do normal para a idade, na ausência de estímulos externos, ou outra elevação inexplicável por um período de 1/2 a 4 horas; para crianças < 1 ano, bradicardia, definida como FC < percentil 10 para idade na ausência de estímulos externos, drogas betabloqueadoras ou doença cardíaca congênita, ou outra redução inexplicável por um período de 30 minutos.
- **Taquipneia:** frequência respiratória (FR) > 2 DP acima do normal para a idade ou necessidade de ventilação mecânica para um processo agudo não relacionado com a doença neuromuscular de base ou necessidade de anestesia geral.
- **Alteração de leucócitos:** leucocitose ou leucopenia não secundárias à quimioterapia, ou presença de formas jovens de neutrófilos no sangue periférico. Na impossibilidade de coleta de hemograma, é obrigatória a alteração de frequência cardíaca ou respiratória.

Quadro 8.1 – Critérios de SIRS pelo Consenso Internacional de Sepse Pediátrica (2005)

Critérios de SIRS em crianças: 2 dos seguintes, sendo obrigatório que 1 deles seja alteração de temperatura ou da contagem dos leucócitos.

1. Taquicardia (ou bradicardia em < 1 ano)
2. Taquipneia
3. Febre (Tax > 38,5°C) ou hipotermia (Tax < 36°C)
4. Leucocitose, leucopenia ou desvio à esquerda

Tax: temperatura axilar.

Fonte: Goldstein et al. (2005).[2]

Tabela 8.1 – Parâmetros para SIRS: avaliação dos sinais vitais conforme as faixas etárias

Idade	FC (bpm) – P95 P5	FR (ipm)	Leucócitos (/mm³) – P95 P5	PAS (mmHg) – P5
0 d-1 sem	> 180 ou < 100	> 50	> 34.000	< 65
1 m-1 a	> 180 ou < 90	> 34	> 17.500 ou < 5.000	< 75
> 1-5 a	> 140	> 22	> 15.500 ou < 6.000	< 74
> 5-12 a	> 130	> 18	> 13.500 ou < 4.500	< 83
> 12-18 a	> 110	> 14	> 11.000 ou < 4.500	< 90

FC = frequência cardíaca; FR = frequência respiratória; PAS = pressão arterial sistólica; bpm = batimentos por minuto; ipm = inspirações por minuto; P95 = valor superior do percentil 95; P5 = valor inferior do percentil 5 para a faixa etária.

Fonte: elaborada pelas autoras.

A sepse caracteriza-se pela presença de dois ou mais sinais de SIRS, sendo um deles hipertermia, hipotermia e/ou alteração de leucócitos,[3] concomitantemente à presença de quadro infeccioso confirmado ou suspeito (Tabela 8.2).

Infecção é a doença suspeita ou confirmada (com base em culturas positivas, anatomia patológica, testes de amplificação de RNA ou, ainda, por exame clínico, de imagem ou testes laboratoriais), causada por qualquer patógeno infeccioso ou pela síndrome clínica associada a alta probabilidade de infecção.

Em algumas situações, a sepse pode evoluir para sepse grave, que, em pacientes pediátricos, caracteriza-se pela presença de sepse e disfunção cardiovascular ou respiratória ou duas ou mais disfunções orgânicas entre as demais (Tabela 8.2 e Quadro 8.2).

Choque séptico é definido, na população pediátrica, como sepse e disfunção cardiovascular (Tabela 8.2 e Quadro 8.2). Com o passar do tempo, agravam-se as lesões dos órgãos mal perfundidos, com deterioração dos mecanismos compensatórios que estavam sustentando a pressão arterial e o nível de consciência e, logo, o choque séptico descompensado torna-se muito evidente, com colapso cardiovascular, pressão arterial inaudível e pulsos periféricos muito finos.

Tabela 8.2 – Definições de sepse e choque séptico pediátrico

Sepse	SIRS e suspeita de infecção ou infecção documentada
Sepse grave	Sepse + disfunção cardiovascular OU Sepse + disfunção respiratória OU Sepse + 2 ou mais disfunções orgânicas
Choque séptico	Sepse + disfunção cardiovascular (isto é, sinais de má perfusão)
Disfunção múltipla de órgãos	Disfunção de diversos órgãos e sistemas aparece em estágios mais avançados, associada a pior mortalidade

Fonte: Goldstein et al. (2005).[2]

Quadro 8.2 – Critérios para definição de disfunção orgânica em pediatria

Sinais clínicos e laboratoriais

Disfunção cardiovascular

Hipotensão: PAS ≤ percentil 5 para a idade ou PAS ≤ 2 DP do normal para a idade OU necessidade de vasopressores para manter PAS dentro da normalidade OU 2 dos seguintes:
- má perfusão periférica, com TEC > 2 s (lentificado) ou < 1 s (muito rápido)
- diferença entre temperatura central e periférica > 3°C
- oligúria (< 0,5 mL/kg/hora)
- acidose metabólica
- hiperlactatemia > 2 vezes o limite da normalidade

Disfunção respiratória

- Dessaturação: necessidade de FiO_2 > 50% para manter $SatO_2$ ≥ 92%
- PaO_2/FiO_2 < 300 ou $SatO_2/FiO_2$ < 264 (5) (na ausência de cardiopatia cianogênica ou pneumopatia prévia)
- Necessidade de ventilação não invasiva ou ventilação mecânica

Disfunção renal

- Creatinina ≥ 2 vezes o limite superior para idade OU
- Aumento da creatinina 2 vezes em relação ao basal do paciente

Disfunção hepática

- Aumento das bilirrubinas totais ≥ 4 mg/dL OU
- Aumento de TGO e TGP 2 vezes o superior da normalidade

Disfunção neurológica

- Sonolência ou letargia
- Irritabilidade ou agitação
- Choro inapropriado
- Coma (Escala de Glasgow ≤ 11)

(continua)

Quadro 8.2 – Critérios para definição de disfunção orgânica em pediatria *(continuação)*
Sinais clínicos e laboratoriais
Disfunção hematológica
• Plaquetopenia (< 80.000/mm³) ou queda de 50% em relação aos últimos 3 dias (pacientes hematológicos ou oncológicos) • Alteração do tempo de protrombina (RNI > 2)

DP = desvio-padrão; PAS = pressão arterial sistólica; RNI = razão normalizada internacional; TEC = tempo de enchimento capilar.

Fonte: Goldstein et al. (2005).[2]

Deve-se suspeitar de sepse em todos os pacientes com quadro infeccioso. Vale lembrar que os critérios de SIRS são muito frequentes em crianças, principalmente alteração de temperatura, taquicardia e taquipneia, mesmo em infecções de pouca gravidade e/ou outras comorbidades não infecciosas.[2,3]

Assim, atenção especial deve ser dada a todos os pacientes com qualquer sinal de deterioração dos parâmetros clínicos que sugira infecção grave. Constituem sinais de gravidade: alteração do nível de consciência (irritabilidade, choro inconsolável, pouca interação com os familiares, sonolência) e/ou alteração da perfusão tecidual. A equipe multidisciplinar deve estar atenta à presença desses sinais e de outras disfunções orgânicas, que definem o diagnóstico clínico de sepse grave e choque séptico.[2,3]

Vale ressaltar que, em pediatria, a hipotensão é um sinal tardio de choque já em sua fase descompensada, ocorrendo muito tempo após a instalação do choque séptico, uma vez que a pressão arterial é mantida até que o organismo esteja gravemente comprometido. Assim, a presença de hipotensão não se faz necessária para o diagnóstico de choque séptico em crianças (embora sua ocorrência seja confirmatória). Portanto, é fundamental que o choque séptico seja reconhecido antes da ocorrência de hipotensão.[2,3]

A cada hora de atraso na restauração da perfusão tecidual e da pressão arterial normal para a idade (quando na presença de hipotensão), o risco de morte aumenta em duas vezes. O reconhecimento precoce e a instalação do tratamento agressivo em tempo adequado são cruciais para o bom prognóstico. Assim, na presença de um desses sinais, sem outra explicação plausível, deve-se pensar em sepse e iniciar as medidas preconizadas nos pacotes. Caso, posteriormente, seja comprovado não se tratar de infecção bacteriana grave, a antibioticoterapia poderá ser revista.[2,3]

Manejo inicial da sepse – procedimentos da primeira hora (Figura 8.1)

Monitoração

Recomenda-se que os hospitais implementem protocolos gerenciados para o manejo da sepse, visando ao diagnóstico precoce e à melhora do prognóstico de pacientes sépticos. Atualmente, existem vários aplicativos para dispositivos móveis que auxiliam os profissionais de saúde no diagnóstico e no manejo da sepse. Um exemplo desses aplicativos é o *SantaSepse*, criado pelo Departamento de Pediatria da Santa Casa de São Paulo, o qual, além de instruir os profissionais de saúde, permite acompanhar o tratamento dos pacientes. O aplicativo é gratuito, e outras instituições podem utilizá-lo como referência para os próprios protocolos. Iniciativas como essa têm mudado a realidade da sepse pediátrica.

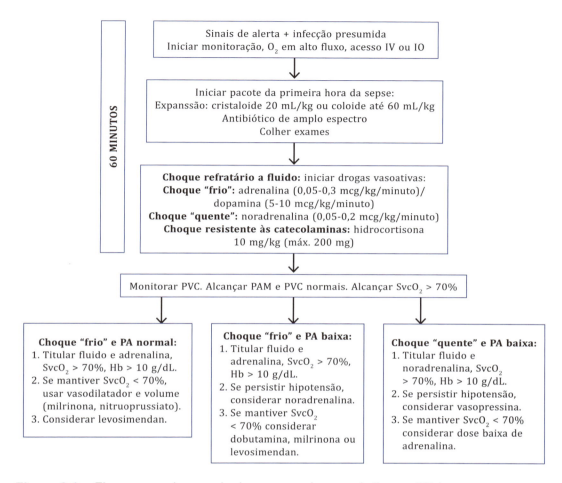

Figura 8.1 – *Fluxograma de manejo da sepse e choque séptico pediátrico.*

IV = intravenoso; IO = intraósseo; PVC = pressão venosa central; PAM = pressão arterial média; $SvcO_2$ = saturação venosa central de O_2.

Fonte: elaborada pelas autoras.

Diante de um paciente com suspeita de sepse, é fundamental a monitoração hemodinâmica básica (oximetria de pulso contínua, ECG contínuo, medida da PA não invasiva de 15 em 15 minutos, monitoração da temperatura e do débito urinário).[3]

Oxigenação

Iniciar oferta de oxigênio com FiO_2 de 100% e verificar constantemente oximetria para manter $SatO_2$ > 92%.[4] O oxigênio pode ser ofertado por meio de máscara não reinalante e, se necessário, pressão positiva expiratória contínua (CPAP) ou cânula nasal de alto fluxo de oxigênio.[3]

O paciente séptico apresenta taquipneia para compensar a acidose metabólica, que é resultante do metabolismo anaeróbio causado pela má perfusão. É preciso considerar que os lactentes apresentam maior risco de falência respiratória quando comparados às crianças mais velhas. Além disso, a taquipneia causará aumento do trabalho respiratório em todas as faixas etárias. Logo, torna-se razoável a sugestão para intubação traqueal em todo doente com sepse grave ou choque séptico, para reduzir o trabalho respiratório, de modo que o paciente possa redirecionar seu gasto energético para os demais órgãos vitais. Outros recursos, como CPAP, ventilação não invasiva ou cateter nasal de alto fluxo, poderão ser utilizados para estabilização inicial, se o paciente apresentar consciência preservada, sem piora da hipoxemia, e se não houver sinais de disfunção cardiovascular.[3]

Acesso venoso

O acesso vascular periférico deve ser obtido imediatamente, com dois acessos venosos periféricos e/ou intraósseos.[3]

Ressuscitação volêmica

O início da ressuscitação volêmica pode ser feito com cristaloides (soro fisiológico 0,9% ou Ringer lactato) ou coloide (albumina humana).[3]

Devem-se realizar expansões em alíquotas de 20 mL/kg, preferencialmente em cinco minutos, em seringas de 20 mL ou bombas de infusão.[1,2,4] Após o início da ressuscitação volêmica, é preciso atentar a sinais de hipervolemia como rebaixamento hepático, estertoração e estase jugular.[3]

As metas terapêuticas deverão ser continuamente reavaliadas, mantendo observação clínica com monitoração rigorosa de PA, FC, FR, diurese, tempo de enchimento capilar, pulsos periféricos e centrais. A estimativa rápida da PAS em crianças pode ser feita pela regra 70 + 2 × idade para crianças de 1 a 10 anos. Considerar 60 mmHg para recém-nascidos, 70 mmHg para lactentes e 90 mmHg para adolescentes.[3]

Drogas vasoativas

Quando, mesmo após a ressuscitação volêmica inicial, não houver melhora da perfusão, isto é, manutenção de extremidades frias ou vasodilatadas, se persistir ou surgir hipotensão ou se houver oligúria ou sonolência, considera-se choque séptico refratário a volume. Nesse caso, indica-se infusão de drogas vasopressoras ou inotrópicas, independentemente de o paciente já ter ou não cateter venoso central. As drogas vasoativas podem ser utilizadas com segurança em acesso venoso periférico, desde que diluídas em proporções três vezes maiores que as habitualmente utilizadas em acessos centrais, para evitar lesões teciduais.[3,4]

A adrenalina é droga de primeira escolha no choque "frio" e, apesar de ter administração mais segura em cateter central, estudo recente demonstrou que seu início precoce, mesmo em acesso periférico ou intraósseo, melhorou a sobrevida da sepse, quando comparada à dopamina. A dose inicial é de 0,05 mcg/kg/minuto, e pode-se titular até 0,3 mcg/kg/minuto, para seu efeito inotrópico positivo. Dopamina pode ser iniciada em 5 mcg/kg/minuto e titulada até 10 mcg/kg/minuto. Doses mais elevadas são contraindicadas, por causa do risco de arritmias. Caso o paciente esteja normotenso e persistir com perfil hemodinâmico de choque "frio", pode ser necessária uma droga com efeito inotrópico positivo, como o milrinona ou a dobutamina.[3,4]

Para pacientes com choque séptico "quente", ou hiperdinâmico, e com resistência vascular periférica diminuída, portanto, vasodilatados, a melhor droga é a noradrenalina, que pode ser infundida em intraóssea, se não houver cateter venoso central. A dose inicial pode variar de 0,05 a 0,1 mcg/kg/minuto, até o máximo de 2 mcg/kg/minuto. Doses acima de 0,5 mcg/kg/minuto promovem vasoconstrição periférica, aumentando o risco de isquemias. Além disso, o aumento da resistência vascular periférica pode piorar a disfunção do ventrículo esquerdo. Portanto, deve-se titular a necessidade de noradrenalina, baseando-se em melhora da perfusão, melhora da diurese e melhora da PA. A PA média-alvo é 65 mmHg para adolescentes, que é igual à de adultos, e a PA-alvo para crianças varia conforme a faixa etária e a estatura. É possível, ainda, iniciar infusão contínua de vasopressina, se o choque vasodilatado e hipotensivo persistir, na dose de 0,0002-0,002 U/kg/minuto (Tabela 8.3).[3,4]

É importante ressaltar que a indicação de drogas vasoativas deve ser feita na primeira hora de tratamento. O objetivo é a melhora da perfusão e dos parâmetros hemodinâmicos, evitando os efeitos deletérios da sobrecarga hídrica.

Tabela 8.3 – Drogas vasoativas indicadas no choque séptico

Droga	Dose	Observação
Dobutamina (12,5 mg/mL)	2-20 mcg/kg/minuto (máx. 40 mcg/kg/minuto)	• Beta 1: aumento de FC e contratilidade • Beta 2: vasodilatação
Dopamina (5 mg/mL)	2-20 mcg/kg/minuto	• > 15 mcg/kg/minuto (efeito alfa: aumento de RVS) • 5-15 mcg/kg/minuto (efeito beta 1: aumento de FC e contratilidade) • 5-15 mcg/kg/minuto (efeito beta 2: aumento de FC e diminuição de RVS)
Epinefrina (1 mg/mL)	0,05-1 mcg/kg/minuto	• Beta 1: aumento de FC e contratilidade • Beta 2: aumento de FC e broncodilatação
Norepinefrina (1 mg/mL)	0,05-2 mcg/kg/minuto	Beta 1: aumento de FC e contratilidade
Milrinona (1 mg/mL)	Ataque: 50 mcg/kg Manutenção: 0,25-0,75 mcg/kg/minuto	• Aumento de contratilidade • Relaxamento do músculo liso vascular
Vasopressina (20 U/mL)	0,0002-0,002 U/kg/minuto	Vasoconstritor direto

FC = frequência cardíaca; RVS = resistência vascular sistêmica.
Fonte: elaborada pelas autoras.

Pacote de exames da primeira hora

O pacote de exame da primeira hora de atendimento inclui: gasometria arterial, lactato arterial, sódio (Na), potássio (K), cálcio ionizado, magnésio (Mg), cloro (Cl), glicemia, ureia, creatinina, TGO, TGP, gama GT, fosfatase alcalina, bilirrubinas, hemograma completo, proteína C-reativa, coagulograma, duas hemoculturas periféricas e outras culturas pertinentes. Esses exames auxiliam na condução inicial da sepse e revelam a disfunção de órgãos relacionada com a sepse grave, indicando o prognóstico e facilitando o tratamento das lesões associadas.[3]

A hiperglicemia ≥ 180 mg/dL está associada ao aumento de mortalidade na sepse.[1] Iniciar infusão contínua com 0,03-0,05 UI/kg/hora de insulina regular ou doses intermitentes de 0,1 UI/kg, com controle de glicemia capilar a cada 1-2 horas, até a estabilização. O risco de hipoglicemia diminui, se for mantida dieta enteral ou oferta de glicose em soro de manutenção ou nutrição parenteral, por exemplo.[1,3]

A acidose metabólica, muito frequente na sepse pediátrica, deverá ser corrigida com bicarbonato de sódio nos casos em que o pH estiver menor que 7,15. Geralmente, após o restabelecimento do estado de hidratação com cristaloides ou coloides, há melhora gradual da acidose.[3]

Antibioticoterapia empírica inicial

O início precoce de antibióticos, dentro da primeira hora da identificação da sepse, diminui a mortalidade do paciente séptico. Diversos estudos demonstraram que cada hora de atraso no início da primeira dose de antibiótico diminui a sobrevida. A primeira dose do antibiótico poderá ser administrada por via oral, intravenosa ou intramuscular. Diante da gravidade da situação, é preciso utilizar o antibiótico em sua dose máxima.[3]

A escolha da antibioticoterapia inicial é determinada pela probabilidade:
- do agente causal, baseando-se na idade, no estado imunológico e no modo de aquisição (comunitária ou hospitalar);
- do padrão de sensibilidade microbiana em determinado hospital ou comunidade;
- da penetração tecidual do antimicrobiano;
- da toxicidade do antimicrobiano.

A Tabela 8.4 mostra os principais agentes etiológicos e a escolha antimicrobiana empírica inicial do paciente séptico.[3] Essa terapia deve ser adequada ao perfil microbiológico de cada instituição.

Tabela 8.4 – Agentes etiológicos e terapia antimicrobiana empírica inicial no paciente com sepse		
Paciente	Principais agentes etiológicos	Antimicrobiano
Recém-nascido com sepse precoce	Estreptococo do grupo B (S. agalactiae) Gram-negativos do canal de parto (E. coli, Klebsiella sp, Enterobacter sp)	Ampicilina + aminoglicosídeo ou cefalosporina de 3ª geração
Recém-nascido com sepse tardia comunitária	Estreptococo do grupo B (S. agalactiae) Gram-negativos do canal de parto (E. coli, Klebsiella sp, Enterobacter sp)	Ampicilina + aminoglicosídeo ou cefalosporina de 3ª geração
Recém-nascido com sepse tardia hospitalar	S. aureus, Estafilococo coagulase negativo Gram-negativos hospitalares (E. coli, Klebsiella sp, Enterobacter sp, Citrobacter sp, Serratia marcescens, Pseudomonas sp)	Vancomicina + aminoglicosídeo ou ceftazidima ou cefepime ou penicilina de espectro estendido ou carbapenêmico
Lactente, criança e adolescente com sepse comunitária	S. pneumoniae, N. meningitidis, S. aureus, S. pyogenes	Ceftriaxona
Lactente, criança e adolescente com sepse hospitalar	Gram-negativos hospitalares (E. coli, Klebsiella sp, Enterobacter sp, Citrobacter sp, Serratia marcescens, Pseudomonas sp) S. aureus, S. coagulase negativo	Ceftazidima ou cefepime ou penicilina de espectro estendido ou carbapenêmico + vancomicina

(continua)

Tabela 8.4 – Agentes etiológicos e terapia antimicrobiana empírica inicial no paciente com sepse
(continuação)

Paciente	Principais agentes etiológicos	Antimicrobiano
Choque tóxico	Staphylococcus aureus Streptococcus pyogenes	Ceftriaxone + clindamicina
Paciente oncológico neutropênico febril	Gram-negativos hospitalares (E. coli, Klebsiella sp, Enterobacter sp, Citrobacter sp, Serratia marcescens, Pseudomonas sp) S. aureus, S. coagulase negativo	Ceftazidima ou cefepime ou penicilina de espectro estendido ou carbapenêmico

Fonte: elaborada pelas autoras.

Assim que o agente etiológico e a sensibilidade antibiótica forem identificados, a restrição do número e do espectro de ação dos antibióticos constitui uma estratégia importante para reduzir o desenvolvimento de resistência, a toxicidade e os custos.

A remoção ou drenagem de foco infeccioso (p. ex., peritonite, empiema, osteoartrite séptica e tecido necrosado), bem como a retirada de corpo estranho infectado (inclusive dispositivos invasivos), também são de importância relevante para interromper o estímulo infeccioso, uma vez que tal medida tenderá a diminuir ou descontinuar a produção dos mediadores endógenos da sepse, com eventual redução do potencial de autossustentação da resposta inflamatória sistêmica.

Pacote após a primeira hora

Monitoração da saturação venosa central (SvcO$_2$), da pressão venosa central (PVC) e lactato arterial

A passagem de cateter venoso central auxiliará no tratamento baseado em metas, as quais, quando alcançadas, diminuem a mortalidade do paciente. Um cateter posicionado na entrada da veia cava superior proporciona a monitoração de SvcO$_2$ e também a PVC.[3,4]

A SvcO$_2$ deve ser mantida acima de 70% ou, então, apresentar diferença de 30% apenas em relação à arterial. Ela reflete a taxa de extração de oxigênio da hemoglobina na periferia e, portanto, estará baixa pela má perfusão, quando o sangue corre lentamente pelos capilares, promovendo maior extração do oxigênio pelos tecidos. Assim, quando o sangue retornar ao átrio direito, estará menos saturado de oxigênio. No choque "frio" com PA normal, sem resposta à reposição volêmica adequada e a despeito da infusão de adrenalina, pode-se considerar o uso de milrinona como inotrópico e vasodilatador, justamente porque seu efeito vai melhorar a resistência periférica aumentada. A SvcO$_2$ pode ainda ser baixa, também em função da anemia. O paciente séptico deve ser transfundido no manejo inicial sempre que Hb < 10 g/dL.[3,4]

A SvcO$_2$ baixa ocorre pela disfunção miocárdica induzida pela sepse e, então, há baixo débito cardíaco. Nessa situação, o paciente apresentará extremidades frias, rebaixamento do fígado e estertores crepitantes bilaterais. Nesse caso, se não houve melhora com adrenalina em doses baixas, pode-se associar dobutamina.[3,4]

A SvcO$_2$ muito elevada pode revelar pior prognóstico, sugerindo que a extração de oxigênio na periferia é muito baixa, com isquemia tecidual grave, morte dos órgãos e tecidos que deixam de extrair O$_2$.[3,4]

Já a PVC ajuda a estimar a pressão na veia cava superior e no átrio direito. Uma pressão normal, de 8-12 mmHg ou 10-15 cmH$_2$O, revela que o paciente já está euvolêmico. Se estiver mais alta, significa que ele está hipervolêmico. Deve-se ter cuidado na interpretação da PVC, pois esta poderá estar alta quando houver disfunção cardíaca e congestão, que é o mais frequente; entretanto, também poderá estar elevada em pacientes com hipertensão pulmonar ou disfunção da valva tricúspide. Na primeira situação, deve-se proceder com cautela ao infundir mais volume no doente e considerar a necessidade de diuréticos sempre que o paciente apresentar sinais de congestão, associados à PVC elevada, além da introdução de inotrópicos ou do aumento da dose, nesse caso. Na segunda situação, com hipertensão pulmonar, ele pode necessitar de mais volume, mesmo com PVC elevada. A melhor maneira de resolver esse dilema pode ser a observação dinâmica da PVC, isto é, a realização de uma prova de volume, infundindo 5-10 mL/kg e verificando o que ocorre com a PVC.[3,4]

A redução do lactato para valores próximos aos normais está diretamente relacionada com a redução da mortalidade e deve ser uma das metas durante as primeiras seis horas de tratamento. Apesar disso, vale salientar que na maioria dos choque sépticos pediátricos não há elevação do lactato.[3,4]

Hemoderivados

O alvo terapêutico para hemoglobina em crianças com sepse ou choque séptico deve ser semelhante ao dos adultos. Durante a fase de ressuscitação volêmica em pacientes com $SvcO_2$ < 70%, o alvo deve ser 10 g/dL. Depois, a estabilização deve ser mantida acima de 7 g/dL.[3]

Outros hemoderivados podem ser necessários em casos de plaquetopenia ou coagulação intravascular disseminada.

Corticosteroides e insuficiência adrenal

O tratamento com hidrocortisona está indicado nas crianças com choque refratário a fluidos, resistentes a catecolaminas (adrenalina ou noradrenalina em doses > 0,6 mcg/kg/minuto) e/ou risco de insuficiência adrenal (uso prévio de corticosteroides para tratamento de doenças crônicas, doença pituitária ou adrenal conhecida, *purpura fulminans* e suspeita de síndrome de Waterhouse-Friedrichsen).[3,5]

A hidrocortisona é a droga de escolha, graças a seu efeito menos glicocorticoide e mais mineralocorticoide, quando comparada aos outros esteroides. Utilizar dose de ataque de 10 mg/kg (máximo de 200 mg por dose), seguida de infusão intermitente a cada seis horas, com dose total diária de 50 mg/m²/dia.[3,5]

Referências

1. Dellinger RP, Levy MM, Rhodes A, Annane D, Gerlach H, Opal SM, et al. Surviving sepsis campaign: international guidelines for management of severe sepsis and septic shock: 2012. Crit Care Med. 2013;41:580-637.
2. Goldstein B, Giroir B, Randolph A. International pediatric sepsis consensus conference: definitions for sepsis and organ dysfunction in pediatrics. Pediatr Crit Care Med. 2005;6:2-8.
3. Brasil. Instituto Latino Americano de Sepse. Campanha de sobrevivência a sepse: protocolo clínico pediátrico [homepage on the Internet]. São Paulo: ILAS; 2016 [cited 2018 Aug 12]. Available from: http://www.ilas.org.br/assets/arquivos/ferramentas/pediatria/protocolo-de-tratamento-pediatria.pdf.
4. Ventura AM, Shieh HH, Bousso A, Góes PF, Cássia FO, Fernandes I, et al. Double-blind prospective randomized controlled trial of dopamine versus epinephrine as first-line vasoactive drugs in pediatric septic shock. Crit Care Med. 2015;43:2292-302.
5. Annane D, Bellissant E, Bollaert PE, Briegel J, Confalonieri M, De Gaudio R, et al. Corticosteroids in the treatment of severe sepsis and septic shock in adults: a systematic review. JAMA. 2009;301:2362-75.

Capítulo 9

Infecções nos pacientes imunocomprometidos

Marcelo Otsuka

Introdução

O paciente imunocomprometido torna-se cada vez mais uma realidade observada em praticamente todos os serviços médicos hospitalares no Brasil e no Mundo. O aumento da sobrevida, relacionado com a melhoria no diagnóstico das doenças, no tratamento de doenças crônicas e de suporte de vida, possibilita a presença de maior número de pacientes debilitados e com maior risco de adquirir infecções com potencial para determinar sequelas e mortalidade.

Nos pacientes oncológicos, processos infecciosos ocorrem em aproximadamente 41%, com 56% de hospitalização e mortalidade de 6,8 a 20%, chegando a 49,8%, quando acompanhada de sepse.[1,2]

Tendo consciência desse pressuposto e considerando que essa realidade também se faz presente no paciente pediátrico, é importante observar as particularidades inerentes a esse grupo, com atenção à abordagem adequada do paciente pediátrico imunocomprometido, visando à redução dos riscos.

Muitas diretrizes e consensos são adotados internacionalmente para o manejo da criança imunocomprometida, bem como vários protocolos clínicos são adotados por serviços no Brasil, buscando a redução da morbidade e da mortalidade.

Atualmente, muito se discute em pediatria sobre qual abordagem ideal deve ser preconizada. Tais condutas devem considerar as peculiaridades de cada patologia em relação às infecções prevalentes e suas características, além do imunocomprometimento envolvido com a patologia.[3,4] A prevalência local dos agentes infecciosos e seus perfis de sensibilidade devem ser considerados quando da criação e da adoção dos protocolos terapêuticos institucionais ou regionais.

Este capítulo tem a intenção de propor abordagens terapêuticas para esse grupo de crianças com patologias que favorecem processos infecciosos graves, com uma sugestão de padronização para seu manejo, visando coordenar e uniformizar o atendimento, minimizando a morbimortalidade relacionada. Essa proposta vem de encontro à *Surviving Sepsis Campaign*,[5] conduzida pela Society of Critical Care Medicine e pela European Society of Intensive Care Medicine.

O grupo específico que deve ser abordado como imunodeficiente, em razão da imaturidade imunológica e da ausência dos esquemas vacinais completos, formado por recém-nascidos e lactentes menores de 3 meses, não será abordado neste capítulo.

Discussão

O conhecimento da doença de base é importante para o manejo do paciente imunocomprometido,[3] e o acesso ao serviço de saúde deve ser sempre facilitado, garantido e orientado.

Neste capítulo, serão abordadas algumas doenças mais comuns relacionadas com o comprometimento imunológico na prática pediátrica e com as características das infecções observadas, considerando aspectos epidemiológicos, clínicos e laboratoriais e padronizações terapêuticas para a abordagem.

Importante fator para a caracterização do processo infeccioso, a febre, muitas vezes, pode ser o único sintoma observado, sendo fundamental valorizar esse achado, com maior atenção que aquela dada aos pacientes imunocompetentes. Grande determinante para esse comportamento é a atenuação dos sinais e sintomas, decorrente da diminuição da resposta inflamatória imune, por redução dos leucócitos produtores de interleucina-1 (IL-1), IL-6 e fator de necrose tumoral (TNF) alfa e por redução e disfunção dos neutrófilos.[5] O achado de febre, seja observado no atendimento ou referido pelos familiares, sempre determinará, no paciente imunocomprometido, a investigação adequada.

Consideram-se febre valores ≥ 38°C, em qualquer via (oral ou axilar), sustentados por mais de uma hora ou qualquer registro acima de 38,3°C. A medição retal, principalmente no paciente oncológico, deve ser evitada. A temperatura timpânica não deve ser adotada, dada sua baixa precisão.

A ausência da febre, por outro lado, pode ocorrer em pacientes principalmente oncológicos com neutropenia grave, em corticoterapia ou com uso de anti-inflamatórios não hormonais ou dipirona.[5] Nesses casos, sinais e sintomas menores referidos pelo paciente ou observados ao exame, tais como dor abdominal, eritema ou edema pericateteres venosos implantados, diarreia e hipotermia, devem ser pesquisados e valorizados.[5]

Paciente oncológico

A neutropenia é o fator de maior relevância para a presença de processos infecciosos graves no paciente oncológico. Consideram-se neutropenia grave contagens inferiores a 500/mm³ ou inferiores a 1.000/mm³, com previsão de queda para menos de 500/mm³.[6]

Pacientes oncológicos pediátricos com febre ou suspeita de infecção devem ser considerados emergência médica, e a terapia deve ser iniciada prontamente.[4-6]

Apesar de, inicialmente, não ser possível descartar a infecção bacteriana, a presença de febre também pode ser secundária a medicamentos como citarabina ou bleomicina, transfusões e infecções virais. Portanto, é essencial, em um primeiro momento, a interrupção de medicamentos que possam estar relacionados com o quadro clínico.[6]

No paciente oncológico, sempre se deve obter a leucometria no dia da análise, pois exames anteriores, adequados ou não, podem sofrer variações drásticas no decorrer dos dias, mesmo 24 horas antes, dada a ação de quimioterapia, da recuperação medular ou da própria doença de base.[6]

A espera pelo resultado dos exames não deve atrasar o início das terapias de suporte e antimicrobiana,[4] e a obtenção de acesso venoso deve ser imediata e, sempre que possível, calibroso.[4]

A presença de cateteres venosos implantados sempre deve ser considerada uma via importante para processos infecciosos. Quando a febre se inicia dentro das 12 horas iniciais da implantação do cateter venoso central (CVC), há risco elevado para infecção e sepse. A investigação do CVC como via de infecção deve ser realizada com obtenção de hemocultura para aeróbios e anaeróbios de cada um dos lúmens.[5,6]

Os pacientes oncológicos com febre e neutropenia, estáveis e sem foco evidente da infecção, normalmente evoluem com redução significativa da morbidade e da mortalidade, graças à introdução precoce de antibioticoterapia.[4]

Pacientes oncológicos e/ou transplantados com comprometimento do estado geral, independentemente da presença de febre ou neutropenia, têm risco maior de infecções significantes e devem ser abordados como os neutropênicos febris.[5,6]

Os achados clínicos que sugerem processo infeccioso e devem ser abordados são os seguintes:[6]

- Dor abdominal, que pode representar infecção intra-abdominal, como enterocolite e apendicite.
- Eritema e edema ao longo do túnel de cateter subcutâneo, que podem indicar a presença de infecção profunda nos tecidos moles, estando relacionados com a passagem do cateter.
- Diarreia.
- Fraqueza, hipotermia ou perda de consciência, que podem ser indícios de sepse.
- Acesso ao CVC e infusão do antimicrobiano, que podem desencadear a cascata inflamatória e a liberação de endotoxinas,[6] determinando deterioração clínica, de modo que é fundamental monitorar cuidadosamente a criança.
- Quebra de barreiras de defesa, pelo comprometimento cutâneo, de mucosas (mucosite), bem como na produção de secreções de defesa, como lágrima e saliva, que frequentemente está presente em razão da doença e do tratamento quimioterápico ou radioterápico, favorecendo processos infecciosos.[3]
- Nas soluções de continuidade da pele, a presença de *S. aureus*, *S. coagulase* negativo, *S. pyogenes* e *Corynebacterium* spp. ganham destaque.
- Comprometimento de oro e nasofaringe por neoplasias ou pela mucosite, que predispõem infecções por *S. pneumoniae*, *H. influenza* e anaeróbios.
- Comprometimento da mucosa gastrointestinal, que propicia agentes como fungos (principalmente se há uso prévio de antibióticos) e bactérias Gram-negativas.
- Na mucosite decorrente do tratamento oncológico, de maneira geral, observa-se maior prevalência de *Streptococcus viridans*, enterobactérias (*Klebsiella* spp., *Enterobacter* spp., *E. coli*) e enterococos (*E. faecium* e *E. faecalis*).[4]

As situações específicas que devem direcionar o atendimento para pacientes de risco são:[7]
- Pacientes em vigência do tratamento de câncer.
- Pacientes com tratamento de câncer finalizado até três meses antes.
- Transplantados de células-tronco nos últimos 12 meses ou em terapia imunossupressora.
- Pacientes oncológicos ou transplantados com dispositivos intravasculares implantados e cateteres venosos centrais (CVC) – grandes fatores de risco para processos infecciosos –

devem ser abordados diferentemente. Grande parte das infecções de corrente sanguínea (BSI) são relacionadas à presença de CVC, principalmente a neutropenia. O uso profilático de fluoroquinolonas, apesar de reduzir a incidência de BSI por bactérias Gram-negativas (13,4 para 4,7%) nos pacientes oncológicos, tem determinado aumento de infecções por bactérias Gram-positivas (14 para 28%), inclusive aumentando BSI por *S. viridans*,[4] sem influência na mortalidade.
- A presença de nutrição parenteral aumenta o risco para infecções invasivas nesses pacientes.

A abordagem do paciente pediátrico oncológico com febre pode ser classificada em duas situações:

1. **Paciente com febre e neutropenia:** a maioria das crianças apresentam-se sem sinais clínicos de infecção. Costumam ter morbimortalidade reduzida com início precoce da terapia antimicrobiana empírica.

2. **Paciente com adinamia ou clinicamente doente, independentemente da presença de febre ou da contagem de neutrófilos:**[5-7] nesse grupo, muitas vezes, a infecção pode não ser reconhecida, determinando atraso ou manejo inadequado desses pacientes. Recomenda-se abordagem igual à do paciente neutropênico febril.

O reconhecimento da sepse no paciente oncológico deve ser precoce, e o manejo não é diferente dos demais pacientes; porém, as manifestações clínicas podem ser sutis, sendo necessário o acompanhamento rigoroso desse paciente, com atenção redobrada aos sinais sugestivos de sepse, como alterações neurossensoriais, prostração e hipoatividade, taquipneia, taquicardia e alterações na perfusão.[5] Todos os serviços que atendem esses pacientes de risco devem ter protocolos de triagem específico para esse grupo.

Imunodeficiências

Não é a proposta deste capítulo detalhar todas as imunodeficiências e suas particularidades. Então, didaticamente, procurou-se dividir as imunodeficiências em seus comportamentos, na prevalência dos agentes infecciosos e nas imunidades inata e adaptativa.

A imunidade inata determina proteção geral, imediata, não requer exposição prévia e não se altera com a exposição ao agente. Inclui as barreiras naturais, como pele, mucosas e secreções salivares, lacrimais, surfactante e outras, determinando infecções pelos agentes mencionados anteriormente neste capítulo.[8]

O comprometimento de componentes humorais da resposta inata – complemento, sistema de coagulação, lactoferrina, transferrina, lisozimas, IL-1 e interferons – propicia infecções por opsonização deficiente e defeitos na atividade lítica celular. O complemento desempenha um importante papel na defesa às infecções virais. Alterações na coagulação comprometem a permeabilidade vascular, prejudicando a quimiotaxia e a fagocitose celular.[8]

As imunodeficiências humorais apresentam-se com redução da ação dos anticorpos (IgA, IgG, IgM), por diminuição na síntese de anticorpos, estando associadas à deficiência na ativação de macrófagos e células apresentadoras de antígenos. Nessa situação, há aumento da incidência de infecções por microrganismos encapsulados, como *S. pneumoniae* e *H. influenza*, micobactérias, fungos e vírus.[8]

A imunidade inata inicia e modula a resposta dos linfócitos T e B, servindo de ligação com a imunidade adaptativa. Macrófagos e células dendríticas funcionam como células apresentadoras de antígenos, ligando-se a lipopolissacarídeos, peptidoglicanos, ácidos lipoteicoicos, manana, DNA bacteriano e RNA de cadeia dupla, para auxiliar no reconhecimento de agentes patogênicos.[8]

A imunidade adaptativa, composta tanto de resposta humoral como celular, é antígeno-específica e exige memória imunológica, sendo dependente da exposição e do número de exposições,[3] necessitando de tempo para sua construção.

As desordens de anticorpos respondem por 55% das imunodeficiências primárias. A produção de imunoglobulinas específicas depende da estimulação antigênica de células B e aumenta significativamente a fagocitose, dada sua capacidade de opsonização.[9]

Segundos em frequência, os distúrbios primários da fagocitose, por anormalidades dos neutrófilos ou dos monócitos, respondem por 8,5 a 12,5% das imunodeficiências primárias.[9]

As imunodeficiências celulares, ou imunodeficiências de células T, favorecem o aumento das infecções por microrganismos intracelulares. Quando há deficiência das células T auxiliares, há comprometimento concomitante na produção de anticorpos (podendo determinar infecções por agentes extracelulares). Infecções por *Candida* sp e pelo vírus Epstein-Barr podem desencadear deficiência celular. Agentes infecciosos intracelulares, como vírus, micobactérias, *Mycoplasma pneumoniae* e fungos, bem como protozoários, helmintos e *Cryptosporidium* sp ganham importância.[8]

Nas imunodeficiências combinadas graves (SCID), tanto a imunidade humoral quanto a imunidade celular são afetadas.

No Quadro 9.1 estão listadas as principais imunodeficiências e as infecções associadas e síndromes infecciosas relacionadas.

Quadro 9.1 – Infecções e síndromes infecciosas relacionadas, associadas a deficiências imunológicas de base

Tipo de imunodeficiência de base	Exemplo/etiologia	Infecção associada e síndromes infecciosas relacionadas
Agamaglobulinemias		
Deficiência ou ausência de todos os tipos de Ig	Agamaglobulinemia ligada ao X	Hib, *S. pneumoniae*, infecções respiratórias recorrentes
		Giardia lamblia, rotavírus (diarreia crônica)
		Enterovírus (meningoencefalite crônica)
Redução ou ausência de 1 ou mais Ig (mas não todas)	Imunodeficiência comum variável	Hib, *S. pneumoniae*, infecções respiratórias recorrentes
		C. jejuni, *Salmonella* spp., *Giardia lamblia* (infecções gastrointestinais)
		Doenças autoimunes
Distúrbios de recombinação de troca de classe de imunoglobulina	Síndrome da Hiper-IgM	Infecções sinopulmonares recorrentes/severas
		Infecções por *P. jirovecci* no 1º ano de vida
		Cryptosporidium, *Giardia lamblia*
		Distúrbios autoimunes
Deficiências de complemento		
Via comum	C3	Bacteremia ou sepse por *H. influenzae*, *S. pneumoniae*, meningococo, bactérias encapsuladas
Via da lecitina de ligação à manose (MBL)	Polimorfismo com baixos níveis de MBL	Meningococo, *S. pneumoniae*, entre outros

(continua)

Quadro 9.1 – Infecções e síndromes infecciosas relacionadas, associadas a deficiências imunológicas de base (continuação)		
Tipo de imunodeficiência de base	**Exemplo/etiologia**	**Infecção associada e síndromes infecciosas relacionadas**
Agamaglobulinemias		
Defeitos tardios do complemento e defeitos da via alternativa	C5, C9, properdina	Sepse, infecção disseminada por meningococo e *N. gonorrhoeae*
Distúrbios da fagocitose		
Ausência ou defeito da ruptura oxidativa	Doença granulomatosa crônica (DGC)	Pneumonia *Burkholderia cepacia*, *Nocardia* spp., *Aspergillus* spp., infecções por *S. aureus*, abscessos hepáticos
Ausência ou defeito na produção de ácido hipocloroso	Deficiência de mieloperoxidase	Infecções invasivas por *Candida* spp.
Distúrbios do envelopamento lisossomal	Síndrome de Chediak-Higashi	Infecções respiratórias, de pele e tecidos moles recorrentes por *S. aureus*, albinismo oculocutâneo
Imunidade mediada por células		
Disfunção de células T e B	Síndrome da imunodeficiência combinada severa (SCID)	Infecções oportunistas (p. ex., *P. jirovecii*), infecções fúngicas, infecções bacterianas invasivas, infecções virais severas persistentes (RSV, VZV, HSV, CMV) – na infância
	Ataxia-telangectasia	Infecções sinopulmonares severas, infecções oportunistas
Disfunção de células NK e células T	Síndrome da Hiper-IgE	Pneumonias recorrentes por *S. aureus*, *H. influenzae* e *S. pneumoniae*, eczema severo
	Deficiência de células NK	Infecções severas por CMV, VZV e HSV não congênitas

Ig = imunoglobulina; Hib = *H. influenzae* b; RSV = vírus sincicial respiratório; VZV = vírus varicela-zóster; HSV = vírus herpes simplex; CMV = citomegalovírus; NK = natural killer.

Fonte: adaptado de Donnelly et al. (2008).[8]

Manejo

A atenção à possibilidade de estar diante de um paciente com alguma imunodeficiência deve fazer parte da abordagem de pronto-socorro. A abordagem inicial inclui os esforços de prevenção de sepse primária, secundária e terciária, conforme descrito na Figura 9.1.[10] Além da presença de doenças conhecidas e relatadas, como neoplasias, síndrome da imunodeficiência adquirida (aids) e doenças de base (doença renal, hepática etc.), alguns fatores podem dar indício de imunodeficiência e influenciar na abordagem inicial desses pacientes (Quadro 9.2).[11,12]

Medicamentos representam a principal causa de imunodeficiência secundária em nosso meio, junto com a aids, principalmente quimioterápicos, regimes para doenças reumatológicas e uso crônico de corticosteroides.[12]

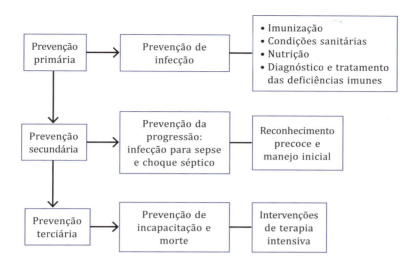

Figura 9.1 – *Descrição dos esforços de prevenção de sepse pediátrica primária, secundária e terciária.*
Fonte: Randolph e McCulloh (2014).[10]

Quadro 9.2 – Características para suspeita de imunodeficiência primária ou secundária

- 4 ou mais infecções na orelha média em 1 ano
- 2 ou mais sinusites graves ou pneumonias em 12 meses
- 2 ou mais episódios de sepse ou meningite
- Infecções sem resposta adequada após 2 ou mais meses de antibióticos adequados
- Necessidade de hospitalização e/ou antibiótico intravenoso para controle de infecções
- Déficit no ganho de peso ou altura
- Candidíase oral ou superficial persistente
- Abscessos recorrentes de pele ou órgãos
- Infecções por agentes oportunistas, como pneumonia por *Pneumocystis jiroveci* (*carinii*)
- Complicações por vacinas com agentes vivos (sarampo, varicela, pólio ou BCG)
- História familiar de imunodeficiência ou morte precoce inexplicável
- Autoimunidade inexplicável
- Linfopenia na infância (menor que 3.000 células/mm³)

Fonte: Alkhater (2009)[11]; Lee e Gray (2014)[12].

Apenas 50% dos processos infecciosos no paciente oncológico apresentam sinais clínicos de localização da doença ou identificação do patógeno, 20 a 30% apresentam sinais sugestivos de localização, mas sem identificação do agente etiológico, e 25 a 30% apresentam identificação do agente infeccioso, sendo os locais mais comuns destes o trato urinário, a corrente sanguínea, o trato respiratório, a pele, o tecido celular subcutâneo e o trato gastrointestinal.[3] Isso torna essencial o tratamento empírico, o qual deve ser bem direcionado desde o início, em razão da alta mortalidade desses pacientes. A Figura 9.2 destaca a proposta para o manejo do paciente oncológico com infecção e neutropenia da Infectious Disease Society of America (IDSA).[13]

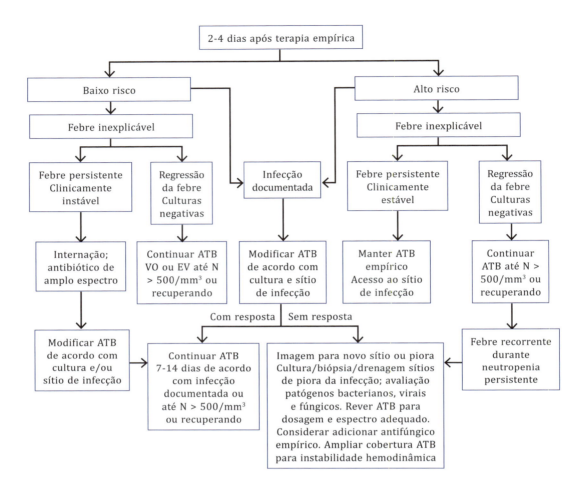

Figura 9.2 – *Proposta para atendimento paciente pediátrico oncológico.*
ATB = antibiótico.
Fonte: IDSA (2011).[13]

As infecções respiratórias são as mais frequentes nos pacientes com imunodeficiência primária, sendo os agentes mais comuns os que determinam os quadros mais importantes: *H. influenza*, *S. pneumoniae*, *H. parainfluenza*, *Moraxella* spp. Vírus e fungos têm maior destaque nas imunodeficiências combinadas ou defeitos na fagocitose. Sempre que houver clínica de processo infeccioso de vias aéreas, a cobertura para esses agentes deve ser considerada.

Infecção de corrente sanguínea responde por aproximadamente 30% de todos os episódios de febre em neutropênicos.[14]

Entre as bactérias Gram-positivas, o *Staphylococcus* coagulase negativa (CoNS) é o principal agente de infecção de corrente sanguínea, responsável por 20 a 30% dos casos, muito provavelmente relacionado com dispositivos intravasculares implantados. Como grande parte dos CoNS tem perfil de resistência à meticilina, isso impõe o uso de glicopeptídios na maioria dos protocolos, quando há suspeita desse agente infeccioso.

O *S. viridans*, importante Gram-positivo relacionado a BSI, na grande maioria dos casos, vem acompanhado de sepse e pneumonia, com falência respiratória aguda.[4]

O *S. aureus* é o segundo Gram-positivo prevalente em infecções de corrente sanguínea e um importante agente em processos infecciosos respiratórios, também associado ao uso de profilaxias, CVC e ventilação assistida. *S. aureus* meticilino-resistente (MRSA) tem sido identificado com maior frequência, também sugerindo que, sempre que houver suspeita de infecção por Gram-positivo, o uso inicial de glicopeptídios faz-se necessário.[3,14]

Bacilos Gram-negativos eram, classicamente, os agentes bacterianos que determinavam as primeiras infecções nos pacientes neutropênicos, principalmente *E. coli*, *Klebsiella* spp e *P. aeruginosa*, nas primeiras duas semanas após o início da quimioterapia, caracterizados por episódios febris agudos que poderiam evoluir para sepse e relacionados com a rápida queda de neutrófilos. Ao longo dos anos, a prevalência desses agentes tem diminuído, respondendo, atualmente, por 20 a 25% das infecções e por 20 a 25% das infecções com flora mista. Isso se deve muito aos esquemas profiláticos e ao aumento de procedimentos invasivos, como cateteres venosos implantados, entre outras causas.

Imunodeficiências predispõem infecções por agentes oportunistas, que sempre devem ser ponderados na abordagem inicial. As infecções por fungos encontram-se entre as mais frequentes, mas não devem ser tratadas empiricamente no atendimento inicial, a menos que existam fatores de risco elevados para isso, tais como antecedente de infecção fúngica recente, cateteres implantados, neutropenia grave e persistente, uso de antibiótico de largo espectro, nutrição parenteral e cirurgias, principalmente as abdominais. A prevalência da infecção fúngica aumenta conforme a associação dos fatores de risco. Normalmente, o quadro é mais insidioso e mais frequente em pacientes já hospitalizados. As infecções fúngicas são mais destacadas nos pacientes oncológicos, principalmente os transplantados e os portadores de leucemia mieloide aguda (LMA) e leucemia linfoide aguda (LLA) recorrente.

Infecções virais respondem por até 34% dos episódios de febre em neutropênicos,[15] com poucas complicações na maioria das vezes. Os vírus respiratórios estão entre os agentes mais frequentes de infecções no paciente oncológico, com maior mortalidade na fase de indução e baixa severidade no período de manutenção. É fundamental pensar na possibilidade das infecções virais, e a busca pelo diagnóstico deve ser encorajada.

Algumas infecções virais merecem destaque:[15]

- O citomegalovírus (CMV) é a grande causa de morbimortalidade em pacientes transplantados, e tem sua incidência aumentada em leucemias com uso de fludarabina e anticorpos monoclonais. Importante nas reações enxerto-hospedeiro (DECH – doença do enxerto contra hospedeiro) e infecções graves em pulmão, sistema nervoso central, olhos, gastrointestinais, sepse, entre outras. Grupos mais comprometidos, além de pacientes com aids, são LMA, LLA recorrente e transplantados. Os pacientes oncológicos de risco devem ser rotineiramente acompanhados com investigação para CMV. O tratamento de escolha é realizado com ganciclovir 5 mg/kg/dose, 2 vezes/dia. Na prática pediátrica, o valganciclovir ainda requer melhores estudos.
- O herpes-zóster pode manifestar-se por reativação ou infecção primária, apresentando lesões cutâneas, meningoencefalites e sepse, com evolução grave antes da introdução de aciclovir e imunoglobulina hiperimune. A reativação ocorre em até 25% dos pacientes com LLA. Nos países com a introdução da vacinação para varicela, houve redução significativa nessa incidência. A profilaxia com imunoglobulina hiperimune deve ser instituída, de preferência, nas primeiras 24 horas até 96 horas após a exposição. Na ausência de possibilidade de vacinação, a profilaxia com aciclovir até 7 a 9 dias da exposição, na dose de 20 mg/kg/dose, intravenoso, 4 vezes ao dia, por 7 dias, é recomendada após cada exposição. A terapia recomendada é aciclovir 30 mg/

kg/dose, 3 vezes ao dia, por pelo menos 7 dias e até 2 dias após todas as lesões em fase de crostas. Foscarnet e cidofovir são opções terapêuticas ao aciclovir; porém, ainda necessitam de melhores estudos em pediatria.
- O vírus herpes simples determina, mais frequentemente, lesões mucocutâneas e, eventualmente, doença visceral severa, principalmente em pacientes em esquema de indução e transplantados de células-tronco. Está associado a mucosite prolongada, mas não com tempo de neutropenia. O tratamento recomendado é com aciclovir 5-10 mg/kg, a cada 8 horas, por 7 a 10 dias. Aciclovir oral pode ser utilizado em infecções não graves. Nas pneumonias e encefalites, a dose indicada é 500 mg/m² ou 10 mg/kg/dose, 3 vezes/dia, por 14 a 21 dias.
- Outros vírus, como o Epstein-barr, não têm indicação de terapia, mas alguns estudos sugerem a possibilidade de utilização de aciclovir nos casos graves em pacientes imunocomprometidos.[16] O vírus *Influenza* deve ser considerado, principalmente, nas infecções respiratórias no período de maior incidência sazonal e segue a recomendação para tratamento nos indivíduos imunocompetentes, com oseltamivir. O vírus sincicial respiratório, apesar de sua incidência em pacientes pediátricos e de sua gravidade, não tem indicação rotineira de ribavirina, sendo recomendado o tratamento de suporte.

A Figura 9.3 apresenta uma proposta de tratamento baseado na imunodeficiência observada.[10]

Resumo

Proposta antimicrobiana:
1. Evitar terapia combinada.
2. Conhecer a prevalência dos agentes e o perfil de sensibilidade de sua instituição, o qual deverá nortear os protocolos institucionais/regionais.
3. Uso de piperacilina + tazobactam, cefepime ou meropenem é a proposta inicial na maioria dos protocolos.
   3.a. Piperacilina + tazobactam induz menor resistência por betalactamases (inclusive ESBL) e carbapenemases. Possibilita cobertura adequada para Gram-negativos, pseudomonas, *Staphylococcus* coagulase negativa e *Staphylococcus aureus* sensível à meticilina (MSSA).
   3.b. O cefepime, das cefalosporinas, é a menor indutora de cefalosporinases e carbapenemases, permitindo cobertura para *Staphylococcus* coagulase negativa e MSSA. As novas cefalosporinas de quinta geração e aquelas associadas a inibidores de betalactamase não têm estudos adequados em neutropênicos, não sendo, portanto, recomendadas atualmente.
   3.c. O meropenem é o carbapenêmico mais indicado em pediatria e o menor indutor de carbapenemases.
4. A vancomicina, a teicoplanina ou a linesolida devem ser desencorajadas como primeira linha de tratamento, mas podem ser recomendadas quando: há mucosite severa, infecção de pele ou tecidos moles; na suspeita de infecção relacionada com cateter implantado; na infecção relacionada com assistência à saúde; na instabilidade hemodinâmica; e/ou na necessidade de ampliação da cobertura para Gram-positivo após o tratamento empírico inicial.
5. Cobertura empírica para infecções fúngicas deve ser considerada em casos de pacientes de alto risco, com febre persistente por mais de três dias, sem profilaxia pregressa ou com retorno da febre. Deve-se sempre considerar a associação de fatores de risco para o desenvolvimento de infecções fúngicas.

Capítulo 9 – Infecções nos pacientes imunocomprometidos   95

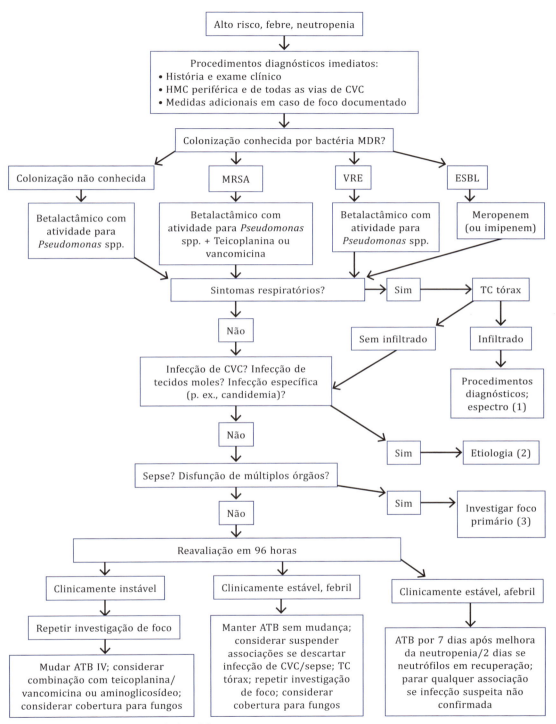

Figura 9.3 – *Proposta antimicrobiana.*

ATB = antibiótico; CVC = cateter venoso central; ESBL = beta-lactamase de espectro estendido; HMC = hemocultura; MRSA = S. aureus meticilino-resistente TC = tomografia computadorizada; VRE = enterococo resistente à vancomicina.

Fonte: Randolph e McCulloh (2014).[10]

6. Procedimentos diagnósticos: TC alta resolução, lavado broncoalveolar (BAL), biópsia. Etiologia: bactérias >> CMV > *Pneumocystis Jirovecii* > fungos filamentosos. Não esquecer micobactérias.
7. Etiologia: Gram-positivo (principalmente *Staphylococcus* coagulase negativa, também *S. aureus*, enterococo e estreptococo) >> Gram-negativos (*Escherichia coli*, *Pseudomonas aeruginosa*, *Klebsiella* spp.) > *Candida* spp. Espectro para *S. aureus* meticilino-resistente (MRSA) é indicado.
8. O tratamento antimicrobiano depende do foco primário da infecção. Associação com aminoglicosídeo ou teicoplanina/vancomicina é possível. Para abordagem da sepse, ver Capítulo 8.

Caso clínico

Lactente de 2 meses de idade com antecedente de reação à BCG, com nodulação axilar de 3 cm e úlcera no local da aplicação. Prescreveu-se isoniazida no serviço de infectologia onde atua o autor deste capítulo, mas que não foi iniciada, por orientação do pediatra, que encaminhou para oncologista.

O paciente retornou ao serviço de emergência com 2 meses e 20 dias, hipoativo, com tosse e desconforto respiratório importante, afebril, má perfusão periférica, taquicardíaco e taquipneico.

Apresentou, à radiografia de entrada, infiltrado difuso extenso bilateral, leucocitose e linfocitose.

Iniciou-se terapia com antimicrobianos de largo espectro, com cobertura para Gram-positivo e Gram-negativo, sem resposta clínica satisfatória. Associou-se tratamento com macrolídeos e oseltamivir, apesar de não haver identificação de agente infeccioso.

No segundo dia de internação na UTI, o paciente evoluiu com meningite associada a quadro convulsivo e hemiparesia à direita. Líquor com aumento de leucócitos à custa de linfócitos, glicorraquia diminuída com proteinorraquia de 330 mg/dL.

Na avaliação da infectologia, suspeita de tuberculose miliar e iniciado tratamento com esquema RIP.

Não houve identificação da micobactéria.

O paciente evoluiu com melhora clínica lenta e progressiva e manteve sequela neurológica.

Na investigação imunológica, detectou-se deficiência de receptor de IL-12.

O paciente foi acompanhado no serviço até os 10 anos de idade, com quatro recidivas de tuberculose, falecendo em 2016 com sepse por *Mycobacterium avium*, sem resposta ao esquema terapêutico para esse agente.

Considerações

O tratamento do paciente séptico, independentemente da gravidade e da urgência para a abordagem, deve sempre incluir a investigação da possibilidade de imunodeficiências, principalmente no paciente pediátrico.

As histórias epidemiológica e dos antecedentes sempre serão um indicativo para direcionar a terapia, sem descartar os protocolos institucionais para a abordagem desses pacientes.

A consulta com especialistas pode, muitas vezes, ser de grande valia.

Referências

1. Lyman GH, Michels SL, Reynolds MW, Barron R, Tomic KS, Yu J. Risk of mortality in patients with cancer who experience febrile neutropenia. Cancer. 2010;116:5555-63.
2. Legrand M, Max A, Peigne V, Mariotte E, Canet E, Debrumetz A, et al. Survival in neutropenic patients with severe sepsis or septic shock. Crit Care Med. 2012;40:43-9.
3. Zembower TR. Epidemiology of infections in cancer patients. Cancer Treat Res. 2014;161:43-89.
4. Simon A, Furtwängler R, Graf N, Laws HJ, Voigt S, Piening B, et al. Surveillance of bloodstream infections in pediatric cancer centers – what have we learned and how do we move on? GMS Hygiene and Infection Control. 2016;11:Doc11.
5. Rhodes A, Evans LE, Alhazzani W, Levy MM, Antonelli M, Ferrer R, et al. Surviving Sepsis Campaign: International Guidelines for Management of Sepsis and Septic Shock: 2016. Intensive Care Med. 2017;43:304-77.
6. Heinz WJ, Buchheidt D, Christopeit M, von Lilienfeld-Toal M, Cornely OA, Einsele H, et al. Diagnosis and empirical treatment of fever of unknown origin (FUO) in adult neutropenic patients: guidelines of the Infectious Diseases Working Party (AGIHO) of the German Society of Hematology and Medical Oncology (DGHO). Ann Hematol. 2017;96(11):1775-92.
7. Sydney. NSW Ministry of Health. Infants and children: initial management of fever or suspected infection in onclogy and stem cell transplantation patients: clinical practice guideline. Sydney: NSW Health; 2015.
8. Donnelly JP, Blijlevens NMA, De Pauw BE. Infections in the immunocompromised host: general principles. In: Mandell GL, Bennett JE, Dolin R, editors. Mandell, Douglas, and Bennett's principles and practice of infectious diseases. Philadelphia: Churchill Livingstone; 2009. p. 3781-92.
9. Reust CE. Evaluation of primary immunodeficiency disease in children. Am Fam Physician. 2013;87:773-8.
10. Randolph AG, McCulloh RJ. Pediatric sepsis: important considerations for diagnosing and managing severe infections in infants, children and adolescents. Virulence. 2014;5:179-89.
11. Alkhater SA. Approach to the child with recurrent infections. J Family Community Med. 2009;16:77-82.
12. Lee AY, Gray PE. Evaluating for immunodeficiency in children with recurrent infection. Australian Family Physician. 2014;43:629-32.
13. Freifeld AG, Bow EJ, Sepkowitz KA, Boeckh MJ, Ito JI, Mullen CA, et al. Clinical practice guideline for the use of antimicrobial agents in neutropenic patients with cancer: 2010 update by the Infectious Diseases Society of America. Clinical Infectious Diseases. 2011;52:e56-93.
14. Flagg A, Worley S, Foster CB. Characteristics of bacteremia in pediatric oncology patients based on pathogen classification as associated with the gastrointestinal mucosa or skin. Infect Control Hosp Epidemiol. 2015;36:730-3.
15. Licciardello M, Pegoraro A, Cesaro S. Prophylaxis ant therapy of viral infections in pediatric patients treated for malignancy. Pediatric Reports. 2011;3:e5.
16. Swaminathan S. Epstein-Barr virus infections. Antimicrobe [homepage on the Internet] [cited 2018 Aug 14]. Available from: http://www.antimicrobe.org/v02.asp.

Capítulo 10

Infecção pelo vírus Zika: qual a importância na área materno-infantil?

Saulo Duarte Passos

Introdução

Desde que Gregg, em 1941, estabeleceu a primeira correlação entre a infecção materna e um agente infeccioso (rubéola) durante o período gestacional e os defeitos congênitos do recém-nascido, inúmeras pesquisas surgiram para que se pudesse compreender melhor as vias de transmissão materno-fetal. Atualmente, o vírus Zika (ZIKV) ganhou evidência, em razão de suas repercussões na área materno-infantil, e outros arbovírus, como febre amarela, têm sido uma constante preocupação, principalmente em nosso meio.

Para que se tenha uma dimensão do problema, atualmente, as doenças transmitidas por vetores são responsáveis por 17% de todas as infecções mundiais, afetando aproximadamente 1 bilhão e matando mais de 1 milhão de pessoas por ano.[1]

O ZIKV é um integrante da família *Flaviviridae*, gênero *Flavivirus*, pertencente a um grande grupo denominado "Arboviroses". Existem pelo menos duas linhagens principais: a africana e a asiática, sendo que esta última circula no Brasil.

O ZIKV está relacionado a outros flavivírus clinicamente importantes, como o vírus da dengue (DENV), o da febre do Nilo Ocidental e o da febre amarela (YFV). Além desses, outros flavivírus, embora pouco conhecidos, têm sua importância clínica, como o da encefalite japonesa, o da encefalite de St. Louis, o da encefalite transmitida por carrapatos, Langa, Powassan, Modoc e Rio Bravo.[2]

O ZIKV foi isolado em 1947 e descrito pela primeira vez em 1952, após estudos com macacos *Rhesus febris*, na floresta Zika, em Uganda, local onde o estudo foi realizado e deu origem ao nome do vírus.[3]

O ZIKV era desconhecido em nosso meio até que, em 2015, quando ocorreu um aumento do número de casos de microcefalia relacionados com o ZIKV entre os bebês nascidos na região Nordeste. Esse fato contribuiu para que, em janeiro de 2016, a Organização Mundial da Saúde (OMS) declarasse estado de Emergência de Saúde Pública Mundial.[4]

Desde então, no Brasil, foram relatados 215.795 casos prováveis de infecção pelo ZIKV, com 8 óbitos laboratorialmente confirmados, em 2016, e 17.338 casos prováveis, em 2017, com 2 óbitos. Houve, aproximadamente, mais 2.700 casos confirmados de recém-nascidos e crianças com alterações no crescimento e desenvolvimento relacionados com infecção pelo ZIKV e outras etiologias infecciosas, além de óbitos fetais e neonatais decorrentes de infecções.[5]

Essa "nova velha" doença trouxe preocupação aos profissionais da saúde quanto ao pouco conhecimento dessa patologia, especialmente para o pediatra no período neonatal, pois houve relatos de casos graves de microcefalias e outros defeitos congênitos em fetos/lactentes de mães infectadas. Essa infecção teve seu espectro de doença ampliado, sendo descrita a síndrome congênita de Zika (SCZ). Mesmo em adolescentes e adultos jovens, diferentes doenças degenerativas foram relacionadas a esse vírus, como a síndrome de Guillain-Barré.

Outro evento impactante na prática pediátrica foi a comunicação de más notícias sobre a problemática das malformações para as famílias. Esse diálogo com a família é importante e, muitas vezes, difícil, pois quem comunica pode não estar preparado para responder às dúvidas que cercam o ZIKV.

Este capítulo pretende discutir alguns aspectos relacionados à infecção pelo ZIKV, a fim de fornecer subsídios para a prática pediátrica.

Epidemiologia e transmissão

O ZIKV é transmitido, principalmente, por meio da picada dos mosquitos fêmeas prenhas *Aedes* spp. (*Stegomyia*). Em nosso meio, os principais mosquitos transmissores desse grupo são o *Aedes aegypti* e, em menor proporção, o *Aedes albopictus*.

Acredita-se que o ZIKV seja mantido principalmente na natureza, em um ciclo de transmissão silvestre entre primatas não humanos e mosquitos da floresta, embora os anticorpos contra o ZIKV tenham sido detectados em vários outros mamíferos não primatas[6] e em roedores. Mais recentemente, surgiram controvérsias a respeito da possibilidade de o mosquito doméstico *Culex quinquefasciatus* (popularmente conhecida como muriçoca ou pernilongo doméstico) também transmitir o ZIKV.[7,8]

A picada do mosquito é a principal e mais importante forma de transmissão do ZIKV. Embora menos predominantemente, existem outras formas, como transmissão congênita,[9] perinatal e sexual,[10] possivelmente também ocorre pela transfusão de sangue.[11]

Alguns pontos importantes devem ser destacados quanto à epidemiologia e às formas de transmissão, que refletem diretamente na pratica clínica.[12-16]

1. A microcefalia por si é um grave problema, independentemente de a associação ser causal ou coincidental pela infecção pelo ZIKV.[17] A microcefalia é um sinal clínico, e não uma doença.
No Brasil, após a epidemia, houve aumento superior a 3.800 casos; 20 casos/10.000 nascidos vivos *versus* 0,5/10.000 nascidos vivos nos anos anteriores. Reconhecer esse achado precocemente nas primeiras 72 horas de vida do neonato é fundamental para a condução do caso. Nesse primeiro momento, o importante é identificar a causa da microcefalia por meio de exames laboratoriais, com coleta em vários sítios, como san-

gue, urina, saliva e líquor. Vale lembrar que os recém-nascidos (RN) com microcefalia correm o risco de atraso no desenvolvimento e incapacidade intelectual, podendo também desenvolver convulsões e incapacidades físicas, incluindo dificuldades auditivas e visuais, principalmente na SCZ. A microcefalia pode ser uma condição isolada ou ocorrer em combinação com outros defeitos congênitos, como artrogripose.
2. O ZIKV pode ser transmitido sexualmente e durante a gravidez, da mãe para o feto. É importante alertar a gestante sobre a utilização de métodos de barreira nas relações sexuais durante toda a gestação.
3. Além da microcefalia, o ZIKV pode causar aborto espontâneo.
4. O leite materno, bem como a saliva, até o momento, não foi relatado como via de transmissão para ZIKV, embora tenha sido detectada a presença de um aumento da carga viral nesses sítios. Não existe recomendação para suspensão do aleitamento materno em mães expostas ao ZIKV.
5. O ZIKV persiste no esperma por até seis meses, sendo importante a recomendação do uso de preservativo durante toda gestação, para evitar sua transmissão.
6. No sangue total, o ZIKV permanece por cerca de dois meses, sendo que as transfusões de sangue e hemoderivados devem ser conduzidas com rastreamento clínico dos doadores e implementação de orientações sobre a prevenção da infecção pelo ZIKV.[18]
7. Após a infecção, as mulheres devem aguardar pelo menos seis meses para engravidar. Entretanto, seria mais prudente um ano. Não se conhece a participação desse vírus em gestações futuras, uma vez que têm sido descritos casos isolados de negativação do vírus em fetos com alterações no sistema nervoso central.[19]
8. As infecções virais, como a dengue, aumentam as infecções por ZIKV, tornando importantes todas as medidas de controle contra os arbovírus.
9. Embora não exista um consenso, a presença dos anticorpos anti-ZIKV em animais domésticos sugere que o ZIKV pode infectá-los. Ainda não se conhece a repercussão na prática clínica.

Manifestações clínicas

Segundo a OMS, a sintomatologia dos casos suspeitos de infecção pelo ZIKV é representada por exantema (*rash*) cutâneo, somado a dois ou mais dos seguintes sinais: febre menor que 38,5°C, conjuntivite (ruborizada e sem pus), artralgia, mialgia e edema articular. Apesar de os sintomas serem muito variáveis e inespecíficos, existe um agravante que dificulta o direcionamento ao diagnóstico. Musso e Gubler[20] reportaram que, na Polinésia Francesa, a infecção é assintomática em 80% dos casos. Em nosso meio, dado semelhante a esse foi reportado por Passos e colaboradores[21] em estudo de coorte realizado na microrregião de Jundiaí (SP) com gestantes e crianças de até 3 anos completos, e a proporção de gestantes assintomáticas foi de 78%. Nesse estudo, observou-se que muitas gestantes não reconheciam o exantema como manifestação clínica inicial da infecção pelo ZIKV. Nas consultas de seguimento, muitas gestantes diagnosticadas com infecção ZIKV (+) referiam ter apresentado alergia com prurido de curta duração. Esse tipo específico de pergunta pode ser feita às gestantes nos casos de microcefalia.

Para o diagnóstico diferencial entre os três principais arboviroses, a Tabela 10.1 apresenta os principais sinais e sintomas para cada doença.[22]

Apesar de na maioria das vezes a doença pelo ZIKV ser autolimitada, durando, aproximadamente, de 4 a 7 dias, e a mortalidade ser rara, a forma congênita de transmissão da infecção pelo ZIKV durante o período gestacional e/ou perinatal pode ser muito grave, dada a possibilidade de espectro da SCZ, em que a microcefalia é um dos mais graves problemas.[22]

Tabela 10.1 – Principais sinais e sintomas das Arboviroses

Sinais/sintomas	Dengue	Zika	Chikungunya
Febre (duração)	Acima de 38°C (4 a 7 dias)	Sem febre ou subfebril 38°C (1 a 2 dias subfebril)	Febre alta > 38°C (2 a 3 dias)
Manchas na pele	Surge a partir do 4º dia em 30-50% dos casos	Surge no 1º ou no 2º dia em 90-100% dos casos	Surge em 2-5 dias em 50% dos casos
Dor nos músculos (frequência)	+++/+++	++/+++	+/+++
Dor na articulação (frequência)	+/+++	++/+++	+++/+++
Intensidade da dor articular	Leve	Leve/moderada	Moderada/intensa
Edema de articulação	Raro	Frequente e de leve intensidade	Frequente e de moderada a intensa
Conjuntivite	Raro	50-90% dos casos	40%
Cefaleia (frequência e intensidade)	+++	++	++
Prurido	Leve	Intensa	Moderada
Hipertrofia ganglionar (frequência)	Leve	Intensa	Moderada
Discrasia hemorrágica (frequência)	Moderada	Ausente	Leve
Acometimento neurológico	Raro	Mais frequente que dengue e Chikungunya	Raro (predominante em neonatos)

Fonte: adaptada de Brito (apud São Paulo/SES, 2018).[22]

Microcefalia

A microcefalia é um sinal neurológico importante, mas não há uniformidade na definição e na avaliação das crianças afetadas. Entretanto, a medida do perímetro cefálico (PC) pode correlacionar-se com o tamanho do cérebro e refletir no seu desenvolvimento. É preciso distinguir entre microcefalia primária, em que o PC é observado anormal ao nascimento, e a secundária, que se desenvolve mais tarde.

Desde 2015, a própria definição de microcefalia sofreu inúmeras modificações nos escores do Brasil. Em março de 2016, a microcefalia tem uma definição baseada em padrão internacional adotada, alinhada às orientações da OMS, sendo adotadas, para crianças a termo, as medidas de 31,5 cm para meninas e 31,9 cm para meninos. Em 30 de agosto de 2016, a

OMS recomendou aos países que adotassem como referência para as primeiras 24 a 48 horas de vida os parâmetros de InterGrowth para ambos os sexos. Em nosso meio, o Ministério da Saúde adotou essas recomendações.[23]

A definição de microcefalia geralmente aceita como circunferência da cabeça < 2 desvios-padrão (DP) abaixo da média para a idade e o sexo, sendo uma microcefalia grave se estiver < 3 DP.

Sobre a prevalência e a etiologia, em estudo avaliando 680 crianças com microcefalia, as taxas de prevalência de diferentes etiologias foram as seguintes: 28,5% genéticas (incluindo erros inatos do metabolismo); 26,7% de lesão cerebral perinatal (exposição a substâncias teratogênicas [4,4%], doença materna [3,8%] e lesão de nascimento [17,3%]); 13% criptogênica (causa genética suspeita, mas sem diagnóstico identificado); 21% de craniossinostose; 19% de lesão cerebral pós-natal (como encefalite, abuso infantil; concussão e infarto) e os 40,7% restantes, sem etiologia específica encontrada.[24] Em nosso meio, Passos e colaboradores[20] encontraram 10,7% de microcefalia decorrente de ZIKV.

A microcefalia integra o quadro da SCZ, podendo ser acompanhada de outros problemas, tais como:
- distúrbios neurológicos, como epilepsia, desproporção craniofacial, espasticidade, convulsões, irritabilidade e disfunção do tronco encefálico;
- alterações de cognição, retardo do desenvolvimento neuropsicomotor, espasticidade e irritabilidade;
- alterações oftalmológicas (lesões de retina, nervo óptico, microftalmia, catarata congênita, estrabismo uni ou bilateral e dificuldade de fixação do olhar;
- alterações auditivas e excesso de pele de couro cabeludo;
- alterações osteoarticulares: artrogripose, pé torto congênito e luxação congênita de quadril;
- alterações digestivas: problemas de deglutição, como importante disfagia;
- anomalias cerebrais, como ventriculomegalia, calcificações cerebrais etc., foram detectadas por neuroimagem entre neonatos que foram expostos ao ZIKV durante a gestação.

Diagnóstico

O diagnóstico de um caso suspeito de infecção pelo ZIKV deve ser feito com base nos critérios clínicos, epidemiológicos e laboratoriais, utilizando os limites de abrangência de cada um.

O diagnóstico clínico dos vírus Zika, Chikungunya e dengue deve ser feito em todos os pacientes que apresentem febre, exantema, mialgia ou artralgia e que morem ou viajem para área onde ocorram transmissões dos arbovírus. Não se deve utilizar o diagnóstico clínico isoladamente, pois as manifestações clínicas são comuns a essas patologias, sendo preciso, então, recorrer à avaliação laboratorial para exclusão diagnóstica.

Diagnóstico laboratorial

A avaliação laboratorial também pode ser insuficiente para o diagnóstico do ZIKV, pois inúmeros fatores podem interferir no resultado.

O exame de amplificação molecular, como reação em cadeia da polimerase em tempo real (RT-qPCR), permanece sendo o mais específico para o diagnóstico, quando testado na fase aguda de viremia, ou seja, nos primeiros sete dias do início dos sintomas.[25] Após esse período, reduz muito a possibilidade de diagnóstico, exceto no sêmen, que pode ser detectado por até seis meses.[26] Outra variável desse método é o sítio de coleta das amostras. O RT-qPCR pode ser realizado como plasma, urina, líquido amniótico, placenta e tecidos fetais. A urina, a saliva e o sêmen têm se mostrado os melhores indicativos para o diagnóstico molecular.

A sorologia IgM (ELISA) deve ser utilizada no fim da primeira semana da doença, mas os resultados vistos têm sido desalentadores para o ZIKV, sendo frequentes resultados falso-negativos e falso-positivos, em razão da reação cruzada com outros flavivírus, vacina e infecções. Deve-se recorrer à soroneutralização como teste de neutralização por redução de placas (PRNT). A indicação do PRNT é para as amostras com resultados de PCR negativos para ZIKV, com resultados de sorologia positivos, duvidosos ou inconclusivos.[27]

Nos casos de microcefalia, o exame de STORCHS é importante para o diagnóstico diferencial.

Diagnóstico por imagem

Ultrassonografia obstétrica, neurossonografia fetal e ressonância magnética devem ser realizadas para elucidar os casos de microcefalia e SCZ. As anomalias cerebrais mais frequentemente encontradas nos estudos foram as calcificações predominantemente subcorticais, poucos giros cerebrais, ventriculomegalia, espaços extra-axiais proeminentes e/ou hipoplasia do tronco encefálico e do cerebelo. No entanto, nem todos os quadros são tão graves, e existe um espectro clínico de gravidade variável de infecção congênita por ZIKV.

Para avaliação clínica do suspeito de Zika, podem-se seguir as recomendações do Centro de Vigilância Epidemiológica do Estado de São Paulo (CVE/SP) quanto ao atendimento para casos suspeitos de dengue, Chikungunya e Zika.[21]

Manejo, prevenção e considerações finais

Não existe vacina ou tratamento específico para a infecção pelo ZIKV. O manejo clínico deve ser de suporte, com hidratação, analgesia e antipiréticos. Até que se exclua o diagnóstico de dengue, não se devem utilizar ácido acetilsalicílico e anti-inflamatórios não esteroides, dado o risco de hemorragia.

A melhor maneira de se proteger contra o vírus é usar roupas protetoras, repelentes de insetos e mosquiteiros. Medidas contra a picada do mosquito devem fazer parte da rotina diária de toda a população.

O ZIKV também pode ser transmitido sexualmente, e práticas seguras são recomendadas para indivíduos que foram expostos ao vírus

Existem preocupações psicossociais significativas em torno do ZIKV e das complicações associadas. O estigma e a discriminação são duas barreiras comuns que afetam pessoas com deficiências em geral, não apenas aquelas causadas pelo ZIKV, e devem ser combatidos, pois a dignidade de crianças deve ser fortalecida por serviços igualitários de saúde.

Referências

1. WHO – World Health Organization. Vector-borne diseases [homepage on the Internet]. WHO, 2017 [cited 2018 Aug 15]. Available from: http://www.who.int/mediacentre/factsheets/fs387/en/.
2. Chang C, Ortiz K, Ansari A, Gershwin ME. The Zika outbreak of the 21st century. J Autoimmun. 2016;68:1-13.

3. Dick G. Zika virus (II): pathogenicity and physical properties. Trans R Soc Trop Med Hyg. 1952;46:521-34.
4. Brasil. Ministério da Saúde. Secretaria de Vigilância em Saúde. Monitoramento dos casos de dengue, febre de chikungunya e febre pelo vírus Zika até a Semana Epidemiológica 50, 2017. Boletim Epidemiológico [serial on the Internet]. 2017;48 [cited 2018 Aug 15]. Available from: http://portalarquivos2.saude.gov.br/images/pdf/2018/janeiro/10/2017-046-Publicacao.pdf.
5. WHO – World Health Organization. WHO statement on the first meeting of the International Health Regulations (2005) (IHR 2005) Emergency Committee on Zika virus and observed increase in neurological disorders and neonatal malformations [homepage on the Internet]. WHO, 2016 [cited 2018 Aug 15]. Available from: http://www.who.int/mediacentre/news/statements/2016/1st-emergency-committee-zika/en.
6. Haddow AD, Schuh AJ, Yasuda CY, Kasper MR, Heang V, Huy R, et al. Genetic characterization of Zika virus strains: geographic expansion of the Asian lineage. PLoS Negl Trop Dis. 2012;6:e1477.
7. Fernandes RS, Campos SS, Ferreira-de-Brito A, Miranda RM, Silva KA, Castro MG, et al. Culex quinquefasciatus from Rio de Janeiro is not competent to transmit the local Zika virus. PLoS Negl Trop Dis. 2016;10:e0004993.
8. Guo XX, Li CX, Deng YQ, Xing D, Liu QM, Wu Q, et al. Culex pipiens quinquefasciatus: a potential vector to transmit Zika virus. Emerg Microbes Infect. 2016;5:e102.
9. Oliveira Melo A, Malinger G, Ximenes R, Szejnfeld P, Alves Sampaio S, Bispo de Filippis A. Infecção intrauterina Zika Vírus causa anormalidade cerebral do feto e microcefalia: ponta do iceberg? Ultrasound Obstet Gynecol. 2016;47:6-7.
10. Musso D, Roche C, Robin E, Nhan T, Teissier A, Cao-Lormeau VM. Potential sexual transmission of Zika virus. Emerg Infect Dis. 2015;21:359-61.
11. Bierlaire D, Mauguin S, Broult J, Musso D. Zika virus and blood transfusion: the experience of French Polynesia. Transfusion. 2017;57:729-33.
12. Liuzzi G, Puro V, Vairo F, Nicastri E, Capobianchi MR, Di Caro A, et al. Zika virus and microcephaly: is the correlation, causal or coincidental? New Microbiol. 2016;39:83-5.
13. Basu R, Tumban E. Zika virus on a spreading spree: what we now know that was unknown in the 1950's. Virol J. 2016;13(1):165.
14. Frank C, Faber M, Stark K. Causal or not: applying the Bradford Hill aspects of evidence to the association between Zika virus and microcephaly. EMBO Mol Med. 2016;8:305-7.
15. Bingham AM, Cone M, Mock V, Heberlein-Larson L, Stanek D, Blackmore C, et al. Comparison of test results for Zika virus RNA in urine, serum, and saliva specimens from persons with travel-associated Zika virus disease – Florida, 2016. MMWR Morb Mortal Wkly Rep. 2016;65:475-8.
16. Plourde AR, Bloch EM. A Literature review of Zika virus. Emerg Infect Dis. 2016;22:1185-92.
17. Mlakar J, Korva M, Tul N, Popović M, Poljšak-Prijatelj M, Mraz J, et al. Zika virus associated with microcephaly. N Engl J Med. 2016;374:951-8.
18. Jimenez A, Shaz BH, Kessler D, Bloch EM. How do we manage blood donors and recipients after a positive Zika screening result? Transfusion. 2017;57:2077-83.
19. Rodó C, Suy A, Sulleiro E, Soriano-Arandes A, Antón A, García-Ruiz I, et al. In utero negativization of Zika virus in a foetus with serious central nervous system abnormalities. Clin Microbiol Infect. 2017;24:549.e1-549.e3.
20. Musso D, Gubler DJ. Zika Virus. Clin Microbiol Rev. 2016;29:487-524.
21. Passos SD, Gazeta RE, Clement N, Machado MB, Rizzo MFV, Pascoalino AP, et al., editors. 35th Annual Meeting of the European Society for Paediatric Infectious Diseases.

The spectrum of congenital Zika virus syndrome in Brazilian children: cohort Zika Jundia (preliminary results); 2017; Madri, Spain: ESPID 2017; 2017.
22. São Paulo. Governo do Estado. Secretaria de Estado da Saúde. Coordenadoria de Controle de Doenças. Centro de Vigilância Epidemiológica "Prof. Alexandre Vranjac". Orientação de atendimento para casos suspeitos de dengue, chickungunya e zika [homepage on the Internet] [cited 2018 Aug 15]. Available from: http://www.saude.sp.gov.br/resources/ccd/materiais-de-comunicacao/dengue/grafica_-orientacao_de_atendimento_para_casos__suspeitos_de_dengue_chikungunya_e_zika.pdf.
23. Brasil. Ministério da Saúde. Secretaria de Vigilância em Saúde. Secretaria de Atenção à Saúde. Orientações integradas de vigilância e atenção à saúde no âmbito da Emergência de Saúde Pública de Importância Nacional: procedimentos para o monitoramento das alterações no crescimento e desenvolvimento a partir da gestação até a primeira infância, relacionadas à infecção pelo vírus Zika e outras etiologias infeciosas dentro da capacidade operacional do SUS. Brasília, DF: Ministério da Saúde; 2017.
24. Panchaud A, Stojanov M, Ammerdorffer A, Vouga M, Baud D. Emerging role of Zika virus in Adverse Fetal and Neonatal Outcomes. Clin Microbiol Rev. 2016;29:659-94.
25. Lanciotti RS, Kosoy OL, Laven JJ, Velez JO, Lambert AJ, Johnson AJ, et al. Genetic and serologic properties of Zika virus associated with an epidemic, Yap State, Micronesia, 2007. Emerg Infect Dis. 2008;14:1232-9.
26. Nicastri E, Castilletti C, Liuzzi G, Iannetta M, Capobianchi MR, Ippolito G. Persistent detection of Zika virus RNA in semen for six months after symptom onset in a traveller returning from Haiti to Italy, February 2016. Euro Surveill [serial on the Internet]. 2016;21 [cited 2018 Aug 15]. Available from: https://www.ncbi.nlm.nih.gov/pmc/articles/PMC4998502/pdf/eurosurv-21-30314.pdf.
27. Adebanjo T, Godfred-Cato S, Viens L, Fischer M, Staples JE, Kuhnert-Tallman W, et al. Update: interim guidance for the diagnosis, evaluation, and management of infants with possible congenital Zika Virus infection – United States, October 2017. MMWR Morb Mortal Wkly Rep. 2017;66:1089-99.

Capítulo 11

Doenças exantemáticas

Maria Isabel de Moraes Pinto
Aída de Fátima Thomé Barbosa Gouvêa

Introdução

Exantemas ou *rashes* cutâneos são manchas cutâneas vermelhas de fundo vascular em uma região específica ou em todo o corpo; podem ter origem infecciosa, alérgica, autoimune, tóxica ou física, podendo se manifestar como mácula, pápula, vesícula, pústula, crosta ou sufusão hemorrágica.

Os exantemas são classificados em dois grandes grupos: os maculopapulares – em que as lesões evoluem até a fase de pápula –, e os papulovesiculares – em que as lesões evoluem até crosta.

As lesões maculopapulares podem ser subdivididas em:
- **Morbiliformes:** são pequenas (3 a 10 mm), avermelhadas, pouco regulares e confluem, sendo típicas do sarampo.
- **Escarlatiniformes:** o eritema é difuso, puntiforme (micropapular), avermelhado, áspero, sem solução de continuidade e poupa a região perioral, sendo típico da escarlatina.
- **Rubeoliformes:** pequenas áreas de coloração rósea e que, às vezes, confluem, sendo típicas da rubéola.
- **Urticariformes:** lesões pruriginosas, eritematosas, de contornos irregulares, mais típicas das reações medicamentosas e alergias.[1]

Os mecanismos fisiopatológicos envolvidos na manifestação cutânea do exantema são vários, podendo coexistir na mesma doença. São eles:
- Invasão e multiplicação direta do agente infeccioso na própria pele, por exemplo, nas infecções pelo vírus varicela-zóster ou herpes simples.

- Ação de toxinas, como na escarlatina, síndrome da pele escaldada estafilocócica e na síndrome do choque tóxico.
- Ação imunoalérgica em nível de pele, como no eritema infeccioso.
- Dano vascular, com obstrução e necrose da pele, como na meningococcemia ou na febre purpúrica brasileira.[2]

Diagnóstico

O diagnóstico de uma doença exantemática é fundamentado nos seguintes dados de anamnese: dados epidemiológicos positivos para doenças exantemáticas, estação do ano em que ocorre, idade, período de incubação, viagens recentes, contato com animais, antecedentes de imunização, uso de medicamentos, comorbidades, presença ou relato de pródromos, evolução da curva térmica, relação temporal entre a febre e o exantema e história prévia de exantema.

A maioria dos exantemas de origem viral ocorrem no inverno e na primavera, como o eritema infeccioso, a varicela, a rubéola e o sarampo. A escarlatina aparece mais em meses chuvosos e, também, no inverno e na primavera. A dengue ocorre mais nos meses chuvosos. A síndrome mão-pé-boca, causada pelo enterovírus coxsackie A16, é uma virose frequente no verão. As outras doenças exantemáticas não têm uma sazonalidade determinada.[3]

O exame físico deverá ser feito, preferencialmente, em ambiente com luz natural, sendo considerados fundamentais a avaliação do comprometimento do estado geral do paciente, a caracterização do exantema, com a descrição de suas características morfológicas, topográficas e evolutivas, presença de prurido, edema e dor, a associação de hepatoesplenomegalia e/ou adenomegalia e a presença de enantema, artralgias e outros sinais associados.

Nas doenças exantemáticas, o hemograma com leucocitose, com predomínio neutrofílico e desvio à esquerda, mais frequentemente, e proteína C-reativa significativamente elevada, são importantes para o diagnóstico de um processo bacteriano.[1]

No atendimento de pronto-socorro de uma criança ou adolescente com quadro clínico sugestivo de doença exantemática, alguns tópicos merecem atenção:
- Há suspeita de doença transmissível? Qual a forma de contágio e o isolamento preconizado? Em que período da doença?
- Há suspeita de doença de evolução rápida? Qual a conduta a ser adotada para diagnóstico e tratamento? Há necessidade de internação hospitalar?
- Há risco de contágio e transmissão da infecção para gestante entre os familiares e contatos do paciente ou contatos na unidade de atendimento médico? Quais as medidas de isolamento, exames e orientações a serem dadas?
- Trata-se de doença de notificação compulsória? Em caso afirmativo, é de notificação à suspeita ou após o diagnóstico?

A seguir, serão descritos os principais aspectos das doenças exantemáticas de relevância atual. Na Tabela 11.1 estão listadas as características epidemiológicas das principais infecções que podem cursar com exantema e, na Tabela 11.2, o diagnóstico laboratorial e o tratamento dessas infecções.

Capítulo 11 – Doenças exantemáticas

Tabela 11.1 – Características epidemiológicas das principais infecções que podem cursar com exantema

Agente	Doença	Período de incubação (PI)	Período de transmissão/contágio	Cuidado com contactantes/isolamento	Notificação compulsória
Sarampo	Sarampo	8 a 12 dias	2 dias antes dos pródromos, até 4 a 5 dias após exantema/respiratório	Vacina contra sarampo até 72 horas após o contágio Imunoglobulina humana normal até 6 dias após o contágio (0,25 mL/kg para imunocompetentes e 0,5 mL/kg para imunodeprimidos)	Sim, imediata
Rubéola	Rubéola	15 a 21 dias	Do início dos sintomas até 5 a 7 dias após o aparecimento do exantema/respiratório	Observação/respiratório e de contato para os casos adquiridos pós-parto, até 7 dias após o exantema Crianças com infecção congênita são consideradas infectantes até 1 ano de idade	Sim, imediata
Herpes-vírus humano tipo 6	Roséola infantum/exantema súbito	5 a 15 dias	Durante a fase de viremia, sobretudo no período febril/secreções orais	Observação/desnecessário	Não
Parvovírus humano	Eritema infeccioso	4 a 14 dias	Durante o período prodrômico/respiratório, exposição percutânea a sangue e derivados, vertical	Observação, principalmente das pessoas com hemoglobinopatias e imunossuprimidas/desnecessário, exceto em pacientes com crise aplástica e com infecção crônica até receber imunoglobulina IV	Não
Vírus varicela-zóster	Varicela	12 a 21 dias	1 a 2 dias antes e até 7 dias depois do início das erupções ou enquanto houver vesículas/respiratório ou contato com as lesões	Comunicantes para varicela as pessoas que permanecerem com o caso-índice por mais de 1 hora em ambiente fechado Imunoglobulina humana específica para varicela (VZIg) para: imunodeficientes, gestantes, recém-nascidos hospitalizados com menos de 28 semanas de idade gestacional e prematuros hospitalizados com idade gestacional acima de 28 semanas, mas cujas mães não sejam imunes à varicela Caso haja indicação, a vacina para varicela deve ser administrada, preferencialmente, dentro de 72 horas, mas pode ser feita até 120 horas após o contato	Caso grave internado ou óbito ou surtos
Vírus coxsackie	Coxsackiose; síndrome mão-pé-boca	4 a 7 dias	Várias semanas/transmissão fecal-oral	Higiene das mãos, principalmente após troca de fralda Cloração da água	Não
Vírus Epstein-Barr	Mononucleose infecciosa	28 a 49 dias	Pode durar 1 ano ou mais/secreções orais	Nenhum	Não

(continua)

Tabela 11.1 – Características epidemiológicas das principais infecções que podem cursar com exantema (continuação)

Agente	Doença	Período de incubação (PI)	Período de transmissão/contágio	Cuidado com contactantes/isolamento	Notificação compulsória
Dengue	Dengue	7 dias	Ser humano – um dia antes da febre até o fim da viremia/picada do A. Aegypti, que transmite o vírus durante toda sua vida	Controle do vetor	Sim
Zika	Zika	Até 7 dias	Viremia por 5 a 7 dias do início dos sintomas/picada do A. aegypti, transmissão vertical, sexual	Controle do vetor	Sim, imediata em gestante e óbito
Chikungunya	Chikungunya	3 a 7 dias	Viremia até 5 dias do início dos sintomas/picada do A. aegypti	Controle do vetor	Sim
S. pyogenes	Escarlatina	2 a 5 dias	Fase aguda da doença até 24 horas após tratamento adequado/respiratório	Profilaxia nas seguintes situações: surtos em creches ou escolas ou outras instituições, comunicantes íntimos de pacientes com glomerulonefrite pós-estreptocócica ou história prévia de febre reumática. Utilizar penicilina benzatina 50.000 UI/kg dose única (IM) ou eritromicina 50 mg/kg/dia VO 6/6 horas	Não
Neisseria meningitidis	Meningococcemia	Horas até 10 dias	Enquanto persistir o agente na nasofaringe, em geral, até 24 horas após a antibioticoterapia/gotículas das secreções de nasofaringe.	Quimioprofilaxia com rifampicina 10 mg/kg/dose 12/12 horas por 2 dias (máx. 600 mg/dia) Drogas alternativas: ceftriaxona e ciprofloxacino Vacinação de bloqueio em situações de surto	Sim, imediata
Rickettsia rickettsii	Febre maculosa	7 a 14 dias	A transmissão pelo carrapato já pode ocorrer após um período mínimo de 10 minutos de alimentação no ser humano/picada do carrapato infectado quando este fica pelo menos 4 horas aderido à pessoa. Não existe transmissão de pessoa a pessoa	Controle do vetor e cuidado com a vestimenta. Uso de barreira física (roupas adequadas) em locais com carrapato	Sim
Desconhecido	Doença de Kawasaki	Desconhecido	Desconhecido	Desconhecido	Não

Fonte: elaborada pelas autoras.

Capítulo 11 – Doenças exantemáticas   111

Tabela 11.2 – Diagnóstico laboratorial e tratamento das principais infecções que podem cursar com exantema

Doença	Diagnóstico laboratorial	Tratamento
Sarampo	Sorologia para pesquisa de IgM específica e reação em cadeia da polimerase (PCR)	Sintomático e vitamina A, 1 vez ao dia, por 2 dias: 50.000 UI para menores de 6 meses; 100.000 UI para lactentes entre 6 e 11 meses; 200.000 UI para lactentes maiores de 12 meses
Rubéola	Pesquisa de IgM, elevação de IgG e PCR	Sintomático
Roséola infantum/ exantema súbito	Sorologia e PCR	Sintomático no imunocompetente; no imunodeprimido, alguns sugerem o uso de ganciclovir e foscarnet
Eritema infeccioso	Sorologia e PCR	Sintomático no imunocompetente; indivíduos com anemia aplásica podem necessitar de transfusão; a infecção crônica que ocorre nos imunodeficientes pode necessitar da administração de imunoglobulina intravenosa
Varicela	Microscopia eletrônica, sorologia e PCR para casos atípicos	Pacientes não vacinados acima de 12 anos, aqueles com doença de base cutânea ou pulmonar e aqueles em uso de corticosteroides ou em terapia com salicilato de longa duração devem ser tratados com aciclovir por via oral. O tratamento intravenoso com aciclovir está recomendado para imunocomprometidos
Coxsackiose; síndrome mão-pé-boca	Cultura de células para pesquisa do vírus nas fezes, secreção de orofaringe e líquor. Sorologia na fase aguda/convalescente	Sintomático
Dengue	Detecção do vírus por PCR e de antígeno viral NS1 e sorologia	Sintomático
Zika	PCR e sorologia	Sintomático
Chikungunya	PCR e sorologia	Sintomático
Escarlatina	Teste rápido para pesquisa de antígeno do estreptococo beta-hemolítico do grupo A em orofaringe e cultura de orofaringe	Penicilina benzatina 50.000 UI/kg em dose única; em caso de alergia à penicilina, eritromicina 40 mg/kg/dia 6/6 horas, por 10 dias
Meningococcemia	Bacterioscopia, cultura e látex do líquor	Cefalosporina de 3ª geração 100 mg/kg/dia a cada 12 ou 24 horas. Na confirmação etiológica, penicilia G cristalina 300.000 UI/kg/dia a cada 4 ou 6 horas ou ampicilina 200-400 mg/kg/dia a cada 6 horas
Febre maculosa	Hemocultura, sorologia, sendo a segunda amostra colhida 14 a 21 dias após a primeira e PCR	Doxiciclina 2-4 mg/kg/dia 12/12 horas ou cloranfenicol 50-100 mg/kg/dia 6/6 horas, por 7 a 14 dias
Doença de Kawasaki	Não há um marcador laboratorial específico	Imunoglobulina endovenosa IgIV (2 g/kg), mais eficaz na prevenção de aneurismas quando administrada até o 10º dia do início da febre. Ácido acetilsalicílico pode ser utilizado tanto no esquema de doses altas (80-100 mg/kg/dia) quanto no de doses moderadas (30-50 mg/kg/dia)

Fonte: elaborada pelas autoras.

Sarampo

A definição de caso suspeito de sarampo é todo paciente que, independentemente da idade e da situação vacinal, apresentar febre e exantema maculopapular, acompanhados de um ou mais dos seguintes sinais e sintomas: tosse e/ou coriza e/ou conjuntivite; ou todo indivíduo suspeito com história de viagem ao exterior nos últimos 30 dias ou de contato, no mesmo período, com alguém que viajou ao exterior.[4]

O sarampo é causado por um vírus RNA com um único sorotipo, classificado no gênero *Morbillivirus* da família *Paramyxoviridae*.

O exantema do sarampo é de coloração vermelha, maculopapular, morbiliforme e tem evolução craniopodálica, sendo precedido, durante quatro dias, por febre, tosse, coriza, conjuntivite, fotofobia e irritabilidade. Nessa fase, podem ser observados pontos esbranquiçados sobre base eritematosa na face interna da bochecha, próximo aos dentes molares inferiores, caracterizando o sinal de Koplik, que é patognomônico e aparece 1 a 3 dias antes do início do exantema e desaparece 2 dias após a instalação do exantema.

A febre e os fenômenos catarrais acentuam-se no início do exantema, o qual, inicialmente, aparece atrás da orelha e na face; no segundo dia, no pescoço, na porção superior do tronco e nos membros superiores; e no terceiro dia, na porção inferior do tronco e nos membros inferiores. A partir do 3º e do 4º dia, o exantema muda de cor, passando para acastanhado, e pode apresentar descamação furfurácea por volta do 7º dia. O exantema pode ser atípico em algumas situações, quando da persistência de anticorpos maternos no 1º ano de vida, pelo uso prévio de gamaglobulina ou, ainda, em crianças imunossuprimidas ou desnutridas.[5,6]

A persistência da febre após o quarto dia de exantema deve gerar suspeita de complicação bacteriana, como otite média, broncopneumonia, laringotraqueobronquite e diarreia. Casos de encefalite aguda, geralmente com sequela neurológica permanente, ocorrem em 1 para cada 1.000 casos.[5]

A panencefalite esclerosante subaguda é uma complicação rara e tardia do sarampo que ocorre de 7 a 10 anos após a infecção pelo vírus selvagem do sarampo. É caracterizada por deterioração intelectual e comportamental e convulsões.[5,7]

Rubéola

A definição de caso suspeito de rubéola é todo paciente que apresente febre e exantema maculopapular, acompanhados de linfadenopatia retroauricular, occipital e cervical, independentemente da idade e da situação vacinal; ou todo indivíduo suspeito com história de viagem ao exterior nos últimos 30 dias ou de contato, no mesmo período, com alguém que viajou ao exterior.[4]

Existem duas formas clínicas: a rubéola pós-natal e a síndrome da rubéola congênita. Ambas são de notificação compulsória.

A rubéola é causada por um vírus RNA classificado entre os rubivírus, da família *Togaviridae*.

No período prodrômico, aparecem febrícula, astenia, adenopatia retroauricular, cervical e occipital, sendo que, principalmente em crianças, pode ser oligo ou assintomática. O exantema tem tonalidade rósea, maculopapular e rubeoliforme, generaliza-se em 24 a 48 horas e desaparece entre o 1º e o 5º dia de evolução.

Poliartralgia e poliartrite de pequenas articulações são comuns em adolescentes e adultos, especialmente em mulheres. Encefalite e trombocitopenia são complicações raras, ocorrendo em 1 para cada 6.000 e 1 para 3.000 casos, respectivamente.[5,8]

Eritema infeccioso

O eritema infeccioso é causado pelo parvovírus B19 e pode apresentar diferentes quadros clínicos, entre eles, o eritema infeccioso. Trata-se de um vírus DNA da família *Parvoviridae*, gênero *Erythrovirus*.

O exantema pode evoluir em três fases:
1. Aparecimento de vermelhidão nas bochechas, que ficam edemaciadas como face esbofeteada, com palidez perioral.
2. Em 24 a 48 horas, aparece exantema na região de extensão dos membros, podendo surgir em tronco e durando de 1 a 2 semanas. Nos membros, ocorre o desaparecimento da coloração central das pápulas, sugerindo um aspecto rendilhado.
3. O exantema pode reaparecer por estímulo físico, calor, trauma ou psicológico. Em adolescentes, pode ser acompanhado de prurido e artralgia.

A infecção pode ser transmitida por meio de secreções respiratórias, exposição percutânea a sangue e hemoderivados, além de ocorrer transmissão vertical durante a gestação.

Outras condições patológicas podem aparecer se o paciente apresentar comorbidades: em imunodeprimidos, pode instalar-se anemia crônica ou até aplasia de série vermelha; indivíduos com anemia hemolítica podem apresentar crise aplásica transitória de duração de 7 a 10 dias; além disso, fetos cuja gestante se infecta nas primeiras 20 semanas podem apresentar hidropsia fetal e/ou anemia congênita.[5,9]

Exantema súbito

O exantema súbito, ou *roseola infantum*, é causado pelo herpes-vírus humano tipo 6 (HHV-6).

No período prodrômico, há febre alta, podendo evoluir para convulsão, que pode persistir por 3 a 7 dias. A febre cai em lise, ocorrendo, em seguida, o aparecimento do exantema maculopapular rubeoliforme, que surge, inicialmente, no tronco e, em seguida, em membros e face, podendo durar 2 a 3 dias ou regredir em horas.

Podem ocorrer exantema afebril, febre sem exantema, recidivas ou recorrências causadas pelo herpes-vírus humano tipo 7.[5,10]

Varicela

O agente causador é o herpes-vírus humano 3, ou vírus varicela-zóster. O exantema papulovesicular é precedido por febre baixa, podendo durar até seis dias. A progressão da lesão ocorre rapidamente, de 6 a 8 horas, de mácula para pápula, vesícula e crosta. Várias lesões diferentes podem estar presentes na mesma região, caracterizando o polimorfismo regional.

As complicações mais frequentes são infecção bacteriana secundária das lesões de pele e pneumonia, esta, tanto pelo próprio vírus quanto por infecção bacteriana secundária. Além disso, complicações em nível de sistema nervoso central, como ataxia cerebelar e encefalite, podem ocorrer, além de trombocitopenia.

Indivíduos previamente vacinados, especialmente aqueles que receberam só uma dose da vacina varicela, podem apresentar exantema com poucas lesões.

A varicela no imunodeprimido pode apresentar lesões de pele que persistem por mais de duas semanas, além de complicações, como encefalite, hepatite e pneumonia, assim como a varicela hemorrágica. Em crianças infectadas pelo vírus da imunodeficiência humana (HIV), quadros de varicela recorrente ou zóster disseminado podem ocorrer. Complicações com risco de evolução fatal devem ser consideradas em casos de crianças em uso de corticosteroides com doses imunossupressoras.

O vírus varicela-zóster estabelece-se na forma latente nas raízes do corno anterior da medula após a infecção primária. Sua reativação resulta no quadro de herpes-zóster, com lesões vesiculares que se distribuem ao longo de um ou dois dermátomos, de maneira unilateral, algumas vezes acompanhadas de dor ou prurido no local das lesões.[5,11]

Dengue

A definição de caso suspeito de dengue é paciente com febre de duração máxima de 7 dias, acompanhada de pelo menos dois dos seguintes sinais e sintomas – cefaleia, dor retro-orbitária, mialgia, artralgia, prostração e exantema – e que tenha estado em áreas de transmissão de dengue ou com *Aedes aegypti* nos últimos 15 dias.

O vírus da dengue (DENV) é um vírus RNA do gênero *Flavivirus*, pertencente à família *Flaviviridae*. São conhecidos quatro diferentes sorotipos do vírus da dengue: DENV-1, 2, 3 e 4. A infecção com um tipo de DENV promove imunidade permanente contra esse tipo e imunidade fugaz, de curta duração contra infecção causada pelos demais tipos de DENV. Existe uma associação entre determinadas variantes genéticas dos sorotipos com maior gravidade da infecção. Entre essas variantes associadas à doença mais grave em infecções secundárias, destacam-se o DENV-2 e o DENV-3.

A patogênese da dengue é multifatorial, resultante de complexas interações entre hospedeiro e agente viral. As manifestações clínicas da doença são bastante variadas: desde formas assintomáticas até formas graves da doença.

O quadro de dengue clássica é caracterizado por febre alta, de início abrupto, com duração de 2 a 7 dias (fase febril), acompanhada de cefaleia, odinofagia, mialgia, artralgia, dor retro-orbital, anorexia, astenia, hiperemia conjuntival, náuseas, vômitos, exantema macular, de distribuição preferencialmente centrípeta, ou maculopapular, que pode iniciar-se em palmas e progredir para tronco. O exantema pode ser escarlatiniforme e tornar-se petequial e purpúrico. Em alguns casos, podem aparecer gengivorragia e epistaxe.

Em menos de 5% dos casos, ocorre evolução para as formas mais graves da doença, anteriormente conhecidas como febre hemorrágica da dengue clássica. Nesses indivíduos, durante a fase de defervescência da febre, a partir de 3 a 7 dias do início dos sintomas, ocorre aumento na permeabilidade vascular com extravasamento de fluidos e proteínas do leito vascular para os espaços intersticiais e cavidades serosas, com elevação do hematócrito.

Sinais de alerta para a possibilidade de evolução para as formas graves ocorrem no fim da fase febril e incluem a presença de vômitos persistentes, dor abdominal intensa, sangramento em mucosas, dificuldade respiratória e sinais precoces de choque, alterações do nível de consciência (sonolência/irritabilidade), acompanhados de plaquetopenia e aumento do hematócrito (hemoconcentração).[12]

Zika

A definição de caso suspeito é paciente com exantema maculopapular pruriginoso acompanhado de dois ou mais dos seguintes sinais e sintomas: febre, hiperemia conjuntival sem secreção e prurido, poliartralgia e edema periarticular.

O vírus Zika (ZIKV) é um vírus do gênero *Flavivirus*. Está relacionado com os vírus da dengue, da febre amarela e da encefalite do Nilo, que também fazem parte da família *Flaviviridae*.

É uma doença viral aguda transmitida, principalmente, pelos mosquitos *Aedes aegypti* e *Aedes albopictus*, caracterizada por exantema maculopapular intensamente pruriginoso, que pode ser generalizado, mas predomina em tronco, febre intermitente, hiperemia conjuntival não purulenta, artralgia, mialgia e cefaleia. A maior parte dos casos apresenta evolução benigna, e os sintomas geralmente desaparecem espontaneamente após 3 a 7 dias.

No entanto, a infecção, se ocorrer em gestante, pode provocar infecção congênita, com microcefalia. Manifestações neurológicas associadas à infecção pelo ZIKV também podem ocorrer, com quadros de síndrome de Guillain-Barré.[13]

Chikungunya

A definição de caso suspeito de Chikungunya é paciente com febre de início agudo acima de 38,5°C e grave artralgia/artrite não explicada por outras condições médicas, com exposição a área epidêmica e transmissão notificada nos últimos 15 dias.

O nome Chikungunya deriva de uma palavra em Makonde, língua falada por um grupo que vive no sudeste da Tanzânia e no norte de Moçambique. Significa "aqueles que se dobram", descrevendo a aparência encurvada de pessoas que sofrem com a artralgia característica.

A febre de Chikungunya é uma arbovirose causada pelo vírus Chikungunya (CHIKV), da família *Togaviridae* e do gênero *Alphavirus*. A viremia persiste por até 10 dias após o surgimento das manifestações clínicas. A transmissão ocorre pela picada de fêmeas dos mosquitos *Aedes Aegypti* e *Aedes albopictus* infectadas pelo CHIKV. Casos de transmissão vertical podem ocorrer quase que exclusivamente durante o período intraparto em gestantes virêmicas e, muitas vezes, provoca infecção neonatal grave. Raramente, pode ocorrer transmissão por via transfusional.

Os sinais e os sintomas são clinicamente parecidos com os da dengue – febre de início agudo, dores articulares e musculares, cefaleia, náusea, fadiga e exantema maculopapular em tronco, membros e região palmoplantar podem ocorrer de 2 a 5 dias após o início da febre, em 50% dos pacientes. Lesões purpúricas, vesiculares e bolhosas também podem aparecer.

A principal manifestação clínica que as difere são as fortes dores nas articulações. Após a fase inicial, a doença pode evoluir em duas fases subsequentes: subaguda e crônica. Embora a Chikungunya não seja uma doença de alta letalidade, tem caráter epidêmico, com elevada taxa de morbidade, associada a artralgia persistente, com redução da produtividade e da qualidade de vida.[14]

Escarlatina

É uma infecção causada pelo estreptococo beta-hemolítico do grupo A, o *Streptococcus pyogenes*, produtor de exotoxinas eritrogênicas.

No período prodrômico, aparecem febre alta, faringotonsilite purulenta, língua saburrosa, vômitos e dor abdominal. O exantema é generalizado, puntiforme, eritematoso e coalescente, e a pele adquire uma textura áspera, como a de lixa. Podem surgir linha vermelha nas regiões de dobras (sinal de Pastia), palidez perioral (sinal de Filatov) e descamação do epitélio da língua, que adquire aspecto de framboesa entre o 4º e o 5º dia de evolução. Ocorre descamação laminar dos pés e mãos na 2ª e na 3ª semana de evolução.[15]

Febre maculosa

A definição de caso suspeito é o indivíduo que apresenta febre de início súbito, cefaleia, mialgia e história de picada de carrapatos e/ou que refere ter frequentado área sabidamente de transmissão de febre maculosa nos últimos 15 dias; ou o indivíduo que apresenta febre de início súbito, cefaleia e mialgia, seguidas de aparecimento de exantema maculopapular, entre o 2º e o 5º dia de evolução, e/ou manifestações hemorrágicas.

A febre maculosa brasileira (FMB) é uma doença infecciosa e febril aguda cuja apresentação clínica pode variar desde formas leves e atípicas até formas graves, com elevada taxa de letalidade. É causada por uma bactéria do gênero *Rickettsia*, a *Rickettsia rickettsii*, transmitida por carrapatos, caracterizando-se por início abrupto, com febre elevada, cefaleia e mialgia intensa e/ou prostração, seguidos de exantema maculopapular, predominantemente nas regiões palmares e plantares, podendo evoluir para petéquias, equimoses e hemorragias. O tratamento precoce é essencial para evitar as formas mais graves da doença.[16,17]

Meningococcemia

A definição de caso suspeito de meningococcemia é o indivíduo que apresenta febre alta de início súbito e um ou mais dos seguintes sinais e sintomas: rigidez de nuca, consciência alterada, sinais meníngeos, petéquias ou exantema purpúreo. Em pacientes menores de 1 ano de idade, os sintomas clássicos podem não ser tão evidentes, devendo-se atentar a sinais de irritabilidade, como choro persistente, podendo ou não haver abaulamento de fontanela.

A infecção é causada pela *Neisseria meningitidis*, que gera quadros de meningite, meningococcemia ou ambos. Trata-se de um diplococo Gram-negativo com pelo menos 13 sorogrupos identificados pela cápsula.

O exantema apresenta-se como maculopapular e petequial e parece ser indistinguível de outras causas de infecção viral. Essa característica, aliada à rápida instalação do quadro, que pode ser de horas de seu início até o desenvolvimento de choque e coma, determina que se levante a hipótese diagnóstica de infecção meningocócica.[18]

Doença de Kawasaki

É uma vasculite sistêmica aguda, autolimitada, de etiologia desconhecida, que acomete principalmente crianças menores de 5 anos (80% dos casos), sendo mais frequente em meninos, rara em neonatos e incomum em crianças maiores e adolescentes.

O diagnóstico é baseado na combinação de características clínicas, e não há um marcador laboratorial específico.

É necessária a presença de febre por, no mínimo, cinco dias e mais quatro das seguintes manifestações: alterações de extremidades, exantema polimorfo, alterações em lábios e cavidade oral, conjuntivite bilateral, indolor e não exsudativa e linfonodomegalia cervical (> 1,5 cm de diâmetro) unilateral. Na presença de comprometimento coronariano e febre, menos de quatro critérios são necessários.

O exantema normalmente se inicia no tronco, pode ser morbiliforme ou macular e, em geral, não é bolhoso ou vesicular. Frequentemente converge para a região perineal. A descamação das extremidades em "dedo de luva" ocorre no fim da segunda semana. As alterações orais correspondem a edema e fissuras labiais, língua em framboesa e hiperemia difusa.[19]

Referências

1. Freire LM, Tonelli E, Freire HB. Exantemas. In: Freire LM. Diagnóstico diferencial em pediatria. Rio de Janeiro: Guanabara Koogan; 2008. p. 553-64.

2. Cherry JD. Cutaneous manifestations of systemic infections. In: Cherry JD, Harrison D, Kaplan SL, Steinbach WJ, Hotez PJ. Textbook of pediatric infectious diseases. 7th ed. Philadelphia: Elsevier Saunders; 2014. p. 741-68.
3. Pires AMB, Quiles R. Doenças exantemáticas. In: Fernandes TF. Pediatria ambulatorial: da teoria à prática. São Paulo: Ateneu; 2016. p. 213-21.
4. Brasil. Ministério da Saúde. Secretaria de Vigilância em Saúde. Coordenação-Geral de Desenvolvimento da Epidemiologia em Serviços. Guia de vigilância em saúde [homepage on the Internet]. Brasília, DF: Ministério da Saúde; 2016 [cited 2018 Aug 16]. Available from: http://bvsms.saude.gov.br/bvs/publicacoes/guia_vigilancia_saude_1ed_atual.pdf.
5. Moraes-Pinto MI. Síndrome exantemática. In: Salomão R. Infectologia: bases clínicas e tratamento. Rio de Janeiro. Guanabara Koogam; 2017. p. 398-406.
6. American Academy of Pediatrics. Measles. In: Kimberlin DW, Brady MT, Jackson MA, Long SS, editors. Red Book: 2015 Report of the Committee on Infectious Diseases. 30th ed. Elk Grove Village: American Academy of Pediatrics; 2015. p. 535-47.
7. Cherry JD. Measles virus. In: Cherry JD, Harrison D, Kaplan SL, Steinbach WJ, Hotez PJ. Textbook of pediatric infectious diseases. 7th ed. Philadelphia: Elsevier Saunders; 2014. p. 2373-95.
8. American Academy of Pediatrics. Rubella. In: Kimberlin DW, Brady MT, Jackson MA, Long SS, editors. Red Book: 2015 Report of the Committee on Infectious Diseases. 30th ed. Elk Grove Village: American Academy of Pediatrics; 2015. p. 688-95.
9. Saffar MJ, Rahmatpour RG, Raeasian M. Pediatric viral exanthema: a review article. J Pediatr Rev. 2017;5:e9487.
10. American Academy of Pediatrics. Human herpesvirus 6 (including roseola) and 7. In: Kimberlin DW, Brady MT, Jackson MA, Long SS, editors. Red Book: 2015 Report of the Committee on Infectious Diseases. 30th ed. Elk Grove Village: American Academy of Pediatrics; 2015. p. 449-52.
11. American Academy of Pediatrics. Varicella-zoster infections. In: Kimberlin DW, Brady MT, Jackson MA, Long SS, editors. Red Book: 2015 Report of the Committee on Infectious Diseases. 30th ed. Elk Grove Village: American Academy of Pediatrics; 2015. p. 846-60.
12. Brasil. Ministério da Saúde. Secretaria de Vigilância em Saúde. Departamento de Vigilância das Doenças Transmissíveis. Dengue: diagnóstico e manejo clínico – adulto e criança. 5. ed. Brasília, DF: Ministério da Saúde; 2016.
13. Brasil. Ministério da Saúde. Secretaria de Vigilância em Saúde. Secretaria de Atenção à Saúde. Orientações integradas de vigilância e atenção à saúde no âmbito da emergência de saúde pública de importância nacional: procedimentos para o monitoramento das alterações no crescimento e desenvolvimento a partir da gestação até a primeira infância, relacionadas à infecção pelo vírus Zika e outras etiologias infeciosas dentro da capacidade operacional do SUS. Brasília, DF: Ministério da Saúde; 2017.
14. Brasil. Ministério da Saúde. Secretaria de Vigilância em Saúde. Secretaria de Atenção Básica. Chikungunya: manejo clínico. Brasília, DF: Ministério da Saúde; 2017.
15. American Academy of Pediatrics. Group A streptococcal infections. In: Kimberlin DW, Brady MT, Jackson MA, Long SS, editors. Red Book: 2015 Report of the Committee on Infectious Diseases. 30th ed. Elk Grove Village: American Academy of Pediatrics; 2015. p. 732-44.
16. Brasil. Ministério da Saúde. Secretaria de Vigilância em Saúde. Coordenação-Geral de Desenvolvimento da Epidemiologia em Serviços. Febre maculosa brasileira e outras riquetsioses. In: Guia de vigilância em saúde. Brasília, DF: Ministério da Saúde; 2016. p. 425-35.
17. Pinter A, Costa CS, Holcmanet MM, et al. A Febre maculosa brasileira na região metropolitana de São Paulo. Boletim Epidemiológico Paulista (BEPA) [serial on the Internet]. 2016;13:3-47

[cited 2018 Aug 16]. Available from: http://www.saude.sp.gov.br/resources/ccd/homepage/bepa/edicao-2016/edicao_151_-_julho.pdf
18. Governo do Estado de Mato Grosso do Sul. Secretaria de Estado de Saúde. Superintendência Geral de Vigilância em Saúde. Coordenadoria Estadual de Vigilância Epidemiológica. Nota Técnica n. 01/2017, de 17 de janeiro de 2017. Orientações para prevenção e controle das meningites bacterianas. Campo Grande: GTDA/CEVE/SGVS/SES; 2017 [cited 2018 Aug 16]. Available from: http://www.saude.ms.gov.br/wp-content/uploads/sites/88/2017/04/Nota-Técnica-N°-01-Orientações-para-prevenção-e-controle-das-Meningites-Bacterianas.pdf.
19. Sociedade de Pediatria de São Paulo. Doença de Kawasaki. Recomendações – Atualização de Condutas em Pediatria [serial on the Internet]. 2017;79:3-6 [cited 2018 Aug 16]. Available from: http://www.spsp.org.br/site/asp/recomendacoes/Rec79_Reumato.pdf.

Capítulo 12

Eventos adversos vacinais: como conduzir

**Silvia Bardella
Eitan N. Berezin
Helena Keiko Sato**

Durante os últimos 100 anos, as companhias farmacêuticas desenvolveram inúmeras vacinas para prevenção de doenças infectocontagiosas e até para prevenção do câncer. Como resultado, o número de pessoas, especialmente crianças, acometidas por essas doenças decresceu significativamente, sendo as vacinas uma das ações em saúde pública que apresentam melhor custo-benefício, pois seu custo é infinitamente menor que o tratamento da patologia natural, e representam um dos fatores mais importantes no aumento da expectativa de vida das pessoas.

A segurança das vacinas é considerada, mais do que nunca, uma preocupação mundial, e a vacinação segura é fator determinante para o sucesso ou o fracasso dos programas nacionais de imunizações. Todo programa de imunização deve garantir a segurança das ações de vacinação e deve estar preparado para atender a qualquer motivo de preocupação do público.

Os riscos de complicações graves pelas vacinas são muito menores que os riscos das doenças contra as quais elas protegem. É importante lembrar que, apesar de o risco mais temido ser a anafilaxia, os principais desencadeantes de anafilaxia são os alimentos, que respondem por 30% das anafilaxias fatais, os medicamentos, especialmente antibióticos e anti-inflamatórios não hormonais (AINH), e venenos de insetos, como vespa, abelha e formiga, que representam cerca de 1% dos casos fatais em crianças e 3% em adultos. O fato é que, enquanto existiam muitas doenças infectocontagiosas, os eventos adversos secundários às vacinas eram pouco notados. À medida que as doenças ficaram sob controle, esses eventos adquiriram maior importância, pois começaram a ser mais percebidos.

As vacinas geralmente são utilizadas em indivíduos saudáveis e, portanto, a tolerância a eventos adversos é baixa e a expectativa de segurança é muito alta, o que exige monitoração e investigações minuciosas durante todo o processo de desenvolvimento, aprovação e uso em larga escala dos imunobiológicos. Além disso, para garantir esse processo, faz-se necessária uma integração entre várias entidades parceiras, como as instituições de saúde, a vigilância epidemiológica de doenças transmissíveis, as coordenações estaduais e municipais de imunização, o Programa Nacional de Imunizações (PNI) da Secretaria de Vigilância em Saúde (SVS), a Agência Nacional de Vigilância Sanitária (Anvisa), o Instituto Nacional de Controle de Qualidade em Saúde (INCQS), os laboratórios produtores detentores de registro, a Organização Pan-Americana da Saúde (Opas) e a Organização Mundial da Saúde (OMS).

Em 1998, teve início o Sistema Nacional de Eventos Adversos Pós-Vacinação, vinculado ao PNI e ao Centro Nacional de Epidemiologia (Cenepi). No mesmo ano, houve a publicação do primeiro manual de eventos adversos pós-vacinação e do módulo de capacitação em vigilância epidemiológica dos eventos adversos pós-vacinação, sendo o sistema informatizado em todo país em 1998. O Ministério da Saúde disponibiliza o *Manual de vigilância epidemiológica de eventos adversos pós-vacinação*, com orientações sobre notificação, lista de eventos a serem notificados, acesso ao site e fichas de notificação.[1,2]

Os eventos adversos (EA) devem ser notificados em impresso apropriado fornecido pela Secretaria de Saúde Municipal ou Estadual.

Todo profissional que atua na sala de vacina, enfermeiro(a) ou médico(a) pode fazer a notificação em todas as unidades de saúde do país. A ficha de notificação de EA contém detalhes da identificação do paciente, dados sobre a vacina, história clínica e dados sobre EA pós-vacinação, é de fácil preenchimento, com espaço para registro da investigação e fechamento do caso (nem sempre possível no primeiro momento). O objetivo da investigação é afastar causas coincidentes indevidamente atribuídas às vacinas, esclarecer diagnósticos e dar condutas adequadas.

Qualquer sintoma grave e/ou inesperado após a vacinação deve ser notificado ao serviço que a realizou. Sintomas de eventos adversos persistentes, que se prolongam por mais de 72 horas (dependendo do sintoma), devem ser investigados para verificação de outras causas.

Embora os agentes imunizantes sejam extremamente seguros e eficazes, eles não são nem completamente seguros nem completamente eficazes. Algumas vacinas poderão ter reações inesperadas e algumas não serão protetoras. Um dos principais objetivos da vacinação é o de adquirir o grau máximo de proteção com a menor taxa de efeitos inesperados.

Tipos de eventos adversos

Associação causal

Os eventos adversos podem estar relacionados com diversos fatores, quais sejam:
- **Fatores dependentes da vacina:** tipo de vacina (viva ou inativada), tipo de cepas, meios de cultura dos microrganismos, processo de inativação ou atenuação, adjuvantes, conservantes, contaminação do lote da vacina, entre outros.
- **Fatores dependentes do indivíduo vacinado:** idade, sexo, número de doses, intervalo entre doses, doenças concomitantes, imunodeficiências, doenças alérgicas, sensibilidade pessoal, entre outros.
- **Fatores dependentes da administração**: técnica de aplicação, agulha, seringa, aplicador, local e via de administração, entre outros.

Associação temporal relevante

São considerados eventos com associação temporal aqueles que ocorrem por até 30 dias após a vacinação, mas que não necessariamente estejam relacionados com a vacina utilizada. Entretanto, para que esse EA – que requer investigação – seja percebido, é importante a notificação.

Muitos eventos que estão associados temporalmente à vacina nem sempre têm relação causal com ela, e boa parte deles são doenças intercorrentes em associação temporal com a vacinação.

O aumento da frequência ou intensidade habitual dos eventos adversos (surtos) exige investigação, por exemplo, aumento de casos de intussuscepção com uso da vacina rotavírus; Guillan-Barré com vacina *influenza* etc.

Classificação dos eventos adversos[1-3]

Quanto à intensidade, os eventos adversos podem ser assim classificados:
- **leve:** não exigem exames complementares ou tratamento médico específico;
- **moderada:** requerem avaliação médica, exames complementares e/ou tratamento médico;
- **grave:** provocam disfunção ou incapacidade significativa e/ou persistente, hospitalização por pelo menos 24 horas e risco de morte.

Já quanto à magnitude, os eventos adversos podem ser classificados como locais ou sistêmicos.

Eventos adversos e condutas

Edema, eritema, enduração e calor local

São decorrentes do trauma local secundário à introdução da agulha e das substâncias utilizadas como adjuvantes, que têm como finalidade melhorar a resposta imune ou dos componentes vacinais. O estado geral é bom e não há limitação de função do membro afetado. Devem-se notificar apenas as mais intensas (edema ou vermelhidão extensa), com limitações de movimento acentuadas e duradouras. São frequentemente confundidas com celulite, e a confusão diagnóstica ocasiona, muitas vezes, o uso desnecessário de antibióticos. Não há contraindicação para doses subsequentes.
- **Conduta:** analgésicos, se necessário, e compressas frias várias vezes ao dia, por 24 a 48 horas.

Abscessos frios

Tumoração no local de aplicação, podendo haver flutuação, sem sinais inflamatórios (edema, rubor, calor e dor). Esses eventos geralmente estão associados a erros de técnica ou aplicação em local inadequado. Não há contraindicação de novas doses.
- **Conduta:** compressas quentes e analgésico, se necessário. Muitas vezes, é necessária a realização de ultrassonografia para melhor avaliação. Acompanhar até o desaparecimento dos sintomas. Notificar e investigar (detectar associação com desvio da técnica).

Celulites e abscessos quentes

São eventos muito raros. Nesses casos, há comprometimento do estado geral e febre, tumoração no local de aplicação, com ou sem flutuação, e sinais inflamatórios (edema, rubor, calor e dor). Esses eventos ocorrem quando há contaminação no local da inoculação, geralmen-

te estão associados a erros de técnica. O estado geral pode estar comprometido com febre, e há limitação de função do membro afetado. Não há contraindicação para doses subsequentes.
- **Conduta:** antibioticoterapia e drenagem, se necessário. Notificar e investigar (detectar associação com desvio da técnica). Atividades educativas com equipe revendo técnicas vacinais.

Urticária, prurido cutâneo, exantema leve ou moderado

Consequência da liberação de histaminas, serotonina e outras substâncias vasoativas. Contraindicação relativa para doses subsequentes, exigindo cautela. Se necessário, vacinar em ambiente hospitalar.
- **Conduta:** anti-histamínicos via oral ou intramuscular.

Reação de hipersensibilidade do tipo III – reação tipo Arthus

Reação inflamatória dérmica produzida em situações de excesso de anticorpos, quando a presença de antígenos produz complexos antígeno-anticorpos intravasculares que se ligam ao complemento, ocorrendo fixação dos complexos imunes à parede dos vasos, podendo causar aglutinação celular, dano endotelial, necrose vascular e isquemia local. A cada nova exposição, o indivíduo fica mais suscetível.

A magnitude da reação depende da quantidade de complexos formados, bem como de sua distribuição no organismo. Quando os complexos são depositados próximo ao local da vacina ou soro, denomina-se reação de Arthus. Surgem eritema, edema, enduração e petéquias, que podem aparecer cerca de 2 horas após a injeção, alcançam máxima intensidade entre 4 e 6 horas e, em geral, diminuem progressivamente. São frequentemente confundidas com celulite.
- **Conduta:** compressas frias, analgésicos e antitérmicos, se necessário. Não há necessidade do uso de antibióticos

Doença do soro

Ocorre quando os complexos são depositados em muitos tecidos, sendo a reação mais comum com soros heterólogos. Cursa com febre, aumento dos gânglios linfáticos e eritema polimorfo. Essas manifestações ocorrem de 5 a 21 dias após a administração do soro, mais comumente de 7 a 12 dias. Contraindicação relativa a doses subsequentes, principalmente se houver reação muito grave.
- **Conduta**: geralmente exige internação hospitalar.

Reações ligadas ao uso da BCG

Antes de avaliar os eventos adversos mais comuns com uso da BCG, vale recordar a evolução normal:
- da 1ª à 2ª semana: mácula avermelhada de 5-15 mm;
- da 3ª à 4ª semana: pústula com amolecimento central;
- da 4ª à 5ª semana: úlcera de 4-10 mm;
- da 6ª à 12ª semana: cicatriz de 4-7 mm em 95% dos vacinados.

O período máximo de evolução é de 24 semanas, com reativação e cicatrização da lesão. Isso, porém, é raro.

Acometimento regional

Linfoadenopatia regional não supurada > 3 cm

Axilar, supraclavicular e infraclavicular nos três primeiros meses. Pode ocorrer formação de abscesso com amolecimento central, que poderá sofrer drenagem espontânea, formando uma fístula.
- **Conduta:** seguimento ambulatorial; não puncionar; não administrar isoniazida; não fazer exérese. Notificar, investigar e acompanhar.

Úlcera > 1 cm

Não evolui para cicatrização após 12 semanas, abscesso subcutâneo frio, linfoadenopatia regional supurada.
- **Conduta:** isoniazida 10 mg/kg/dia via oral até desaparecerem os sintomas; seguimento ambulatorial. Deve-se realizar limpeza local, sem utilizar pomadas, antibióticos ou antissépticos.
- **Observação:** classicamente as lesões por BCG são resistentes a pirazinamida.

Episódio hipotônico hiporresponsivo[1,2,4]

Pode ocorrer nas primeiras 48 horas, com frequência de 0,7 para cada 1.000 crianças vacinadas, e não deixa sequelas. Pode ser precedido por irritabilidade e febre, mas geralmente tem instalação súbita, com quadro clínico constituído por palidez, cianose perioral, diminuição ou desaparecimento do tônus muscular (hipotonia) e diminuição ou ausência de resposta a estímulos (hiporresponsividade). Manifesta-se nas 48 horas que se seguem à aplicação da vacina, geralmente nas primeiras 6 horas. Pode durar desde alguns minutos até um dia ou mais. Fazer diagnóstico diferencial com choque.

Frequentemente, é secundário ao uso de vacinas com componente pertussis. O episódio hipotônico hiporresponsivo (EHH) é considerado um EAPV tipicamente associado à vacina DPT, ainda que tenha sido associado a outras vacinas. No Brasil, sua ocorrência contraindica as doses subsequentes da vacina DPT de célula inteira e sua substituição pela acelular. Ainda que sejam relatados casos de EHH após a aplicação de vacina DPT acelular (DPTa) e dupla infantil (DT), a frequência desse evento nessas circunstâncias tem sido menor. Entre os fatores que se mostraram associados à gravidade independente dos demais, o aparecimento precoce das manifestações do evento já na primeira hora após a aplicação da vacina, aponta a necessidade de orientações especiais para o período imediatamente após a vacinação, principalmente em grupos de maior risco.
- **Conduta:** excluir possibilidade de anafilaxia, precaução para evitar broncoaspiração, oxigenação e suporte clínico. Observar até a resolução. Notificar e investigar todos os casos. Contraindicação relativa para outras doses, devendo-se utilizar, preferencialmente, vacina acelular nas doses subsequentes.[2]

Choro persistente

Choro persistente foi descrito em 2 a cada 1.000 crianças vacinadas, cerca de 12 a 48 horas após vacina com componente pertussis.
- **Conduta**: analgésico, compressas frias no local da vacina e sintomáticos, se necessário. Contraindicação relativa para outras doses, devendo-se utilizar, preferencialmente, vacina acelular nas doses subsequentes.

Febre

Presente em uma pequena porcentagem de vacinados como resposta fisiológica à administração de antígenos, com produção de citocinas inflamatórias que atuam no hipotálamo, com liberação de prostaglandina e elevação da temperatura.

A febre é mais comum com o uso de algumas vacinas, como DTP, meningococo B e febre amarela.

A febre de baixa a moderada acomete até 30% dos vacinados, em especial quando da aplicação da primeira dose e nas primeiras 24 horas (habitualmente, entre 3 e 12 horas). Já a febre alta ocorre em menos de 3 crianças a cada 1.000 vacinadas.[2]
- **Conduta**: manter hidratação oral, repouso, ambiente bem ventilado, antitérmico, se necessário, a cada seis horas. O quadro é benigno e autolimitado. Utilizar paracetamol ou dipirona. Maiores de 6 meses podem utilizar ibuprofeno. Evitar ácido acetilsalicílico.
- **Observação:** antitérmico profilático deve ser utilizado se houver história de convulsão febril. Utilizar no momento da vacinação e repetir a cada 6 horas, durante 24 a 48 horas. Vale lembrar que vacinas atenuadas geralmente cursam com febre 3 a 10 dias após a vacinação, e não nas primeiras 24 a 48 horas, como os outros imunobiológicos inativados. Alguns estudos mostram que, embora o antitérmico profilático cause alívio dos sintomas locais e sistêmicos após vacinações, pode ocorrer uma redução em algumas respostas de anticorpos. O momento da administração de antipiréticos deve ser discutido com os pais da criança, depois de explicar os benefícios e riscos. Indicar apenas em casos de risco de convulsão febril ou vacinas que sabidamente gerem extremo desconforto ou dor.
- Não há contraindicação para doses subsequentes.

Convulsão febril

Pode ocorrer após diversas vacinas, sobretudo as que causam febre após o uso ou que contenham algum componente que aumente o risco de convulsão, como DTP ou DTPa, meningococo B (nas primeiras 24 a 48 horas), tríplice ou tetra viral (após 3 a 10 dias), entre outras.

A convulsão, em geral, é do tipo tônico-clônica generalizada e com manifestações neurológicas pós-convulsivas discretas. É, geralmente, de curta duração, podendo, entretanto, ocorrer crises múltiplas e prolongadas. A maioria cede espontaneamente em poucos minutos, e as mais prolongadas exigem tratamento (Tabela 12.1). Notificar e investigar.
- **Conduta**: decúbito lateral, afrouxar roupas, aspirar secreções, proteger a língua com gaze dobrada entre os dentes; prescrição de anticonvulsivante caso a crise não melhore; oxigênio úmido e aspirar secreção, se necessário.

Se a convulsão febril ocorreu após uso de penta, tetra ou DTP de células inteiras, dar preferência à DTP acelular na continuação do esquema vacinal.[1,4]

Tabela 12.1 – Drogas para convulsão febril

Droga anticonvulsivante	Dose	Observações
Diazepínicos	0,2 mg/kg (IV lenta) ou 0,5 mg/kg (via retal) Dose máxima: 10 mg/dose	Não devem ser utilizados se a crise cessar espontaneamente Meia-vida curta Utilizar no máximo três vezes
Midazolan (alternativa)	0,05 mg/kg a 0,15 mg/kg IV ou intranasal Dose máxima: 6 mg/dose	Alternativa no lugar do diazepínico
Fenobarbital	Dose de ataque: 15 mg/kg IM	Quando não houver diazepínico disponível, casos de crise refratária ou continuidade do tratamento Meia-vida longa
O_2	Cânula ou máscara	Se cianose, mesmo após aspiração

Fonte: Ministério da Saúde (2014).[1]

Meningite ou encefalopatia após vacina

Termo genérico, não designa nenhuma doença específica. Pode incluir desde sintomas leves, com sinais meníngeos (cefaleia, torpor, dor de cabeça), até sintomas graves (paralisia de nervos cranianos, déficit motor, crises convulsivas focais ou generalizadas).

Caracteriza-se, segundo a OMS,[3] por duas das seguintes manifestações:
- Convulsões.
- Alteração profunda de consciência com duração de um dia ou mais.
- Alteração nítida de comportamento com duração de um dia ou mais: evento pouco frequente (0 a 10 casos/milhão de doses aplicadas). As vacinas acelulares existem por causa de efeitos colaterais como este. Pode estar associado a algumas vacinas como, tríplice de células inteiras, tríplice viral e febre amarela

- Contraindicação absoluta para novas doses. Notificar e investigar todos os casos.
- **Conduta:** internação.

Síndrome vasovagal

Ocorre em situações de estresse, como medo, dor e ansiedade, sendo comuns, em adolescentes e adultos jovens, os seguintes sintomas: hipotensão, bradicardia, fraqueza, náuseas, cianose labial ou perioral, palidez cutâneo-mucosa e movimentos tônico-clônicos semelhantes à convulsão. Geralmente, o paciente já apresentou os mesmos sintomas em coletas de sangue e outros procedimentos. O fenômeno costuma ocorrer nos primeiros 10 a 15 minutos pós-vacinação.
- **Conduta:** controle de sinais vitais, deitar o paciente com a cabeça mais baixa que os pés. Alternativas a essa conduta incluem:
    - Abaixar a cabeça do paciente até os pés, protegendo-o sempre, para não cair.
    - Monitorar pressão arterial (PA) e oximetria, ligar cateter ou máscara com O_2;
    - Conversar com o paciente, mantendo-o consciente e calmo, tranquilizando também seus pais, aguardando melhora antes da liberação.

- Vacinar adolescentes e adultos jovens sentados ou deitados. Recomenda-se aguardar cerca de 10 a 15 minutos após a vacina para dispensar o paciente.
- Não há contraindicação para doses subsequentes.

Síndrome de Guillain-Barré[5-7]

Polirradiculoneurite inflamatória com lesão de desmielinização, parestesias e déficit motor ascendente de intensidade variável. Pode ocorrer de 7 a 21 dias até 6 semanas após a vacinação. Anualmente, ocorrem cerca de 1 a 2 casos para cada 100.000 adultos. Apresenta associação com infecções de vias aéreas (especialmente *Influenza*), doença diarreica por *Campylobacter jejuni*, toxoplasmose, citomegalovírus e vacinação. Está relacionada a vacinação para *Influenza*, febre amarela, entre outras. É mais frequente em adultos que em crianças. Contraindicação relativa a doses subsequentes.
- **Conduta:** internação.

Reações ligadas à vacina febre amarela[1,2,8]

Doença neurotrópica

Evento adverso estimado em 1 a cada 100.00 vacinados. Os sintomas surgem cerca de um mês depois da vacinação. Cursa com febre alta, dores de cabeça, confusão mental, letargia, encefalite, síndrome de Guillain-Barré, meningite ou encefalite. O risco é maior quando a primeira dose é dada em indivíduos maiores de 60 anos ou crianças pequenas, especialmente entre 6 e 9 meses.
- **Conduta**: internação.

Doença viscerotrópica

Menos frequente (1/450.000), geralmente na primeira dose. Ocorre até 10 dias após a vacinação. Cursa com febre, cansaço, mialgia, cefaleia, hipotensão, acidose metabólica, citólise de células musculares e hepáticas (insuficiência hepática aguda), linfocitopenia, trombocitopenia, insuficiência renal ou respiratória. Tem prognóstico reservado e alta letalidade.
- **Conduta**: internação.

Choque anafilático[1,2,9,10]

Reação alérgica sistêmica, de início súbito e evolução rápida, potencialmente fatal. Cursa com alterações do tônus muscular, paralisia parcial ou completa, palidez, cianose, resposta diminuída ou ausente aos estímulos, depressão ou perda do estado de consciência, alterações cardiovasculares com hipotensão ou choque, alterações respiratórias e, às vezes, parada cardíaca.

A reação anafilática induzida pela vacina pode estar associada à composição. Exemplos:
- ovo de galinha: presente nas vacinas febre amarela e *Influenza*;
- gelatina: presente na vacina tríplice viral;
- antibióticos e adjuvantes entre outros componentes: presente em vários imunobiológicos.

Os anti-histamínicos têm início de ação mais longo e não previnem ou reduzem os sintomas de anafilaxia, como obstrução de vias aéreas, hipotensão ou choque, mas reduzem prurido, urticária, angioedema e sintomas nasais.

A associação anti-H1 + anti-H2 mostrou-se mais efetiva que o H1 sozinho para manifestações cutâneas.

Os corticoides são essenciais no tratamento de muitas doenças alérgicas, mas nenhum estudo controlado e randomizado mostrou benefício na anafilaxia, principalmente na fase aguda; porém, são recomendados na expectativa de evitar a reação bifásica presente em 1 a 20% dos casos. Os corticoides, portanto, não são a primeira escolha, sendo úteis na fase tardia. Anti-H1 e anti-H2 seguem a mesma posologia da urticária e angioedema.

Apresenta sinais e sintomas como urticária, sibilos, laringoespasmo, edema de lábio e hipotensão arterial, que ocorrem menos de duas horas após a aplicação da vacina, exigindo atenção máxima e observação em ambiente hospitalar.

- Conduta:
    - Contraindicar doses subsequentes com qualquer um dos componentes vacinais do agente imunizante que provocou o choque anafilático.
    - Em virtude do risco de morte, uma reação anafilática deve ser prontamente tratada.
    - A adrenalina é a droga de escolha, e a via preferencial para o choque anafilático é a intramuscular (músculo vasto lateral da coxa), podendo ser repetida a cada cinco minutos, associada à prometazina na dose de 0,5 mg/kg (máximo 50 mg), também intramuscular (não usar IV, dado o risco de agravar a hipotensão). Alguns serviços utilizam junto com a adrenalina, a difenidramina (anti-H1) associada ou não a ranitidina ou cimetidina (anti-H2) – Tabela 12.2.
    - Encaminhar o paciente para atendimento médico urgente.
    - Enquanto aguarda o atendimento hospitalar:
        - colocar o paciente em decúbito dorsal horizontal, com as pernas elevadas (posição supina ou Trendelenburg);
        - manter as vias aéreas livres, com intubação orotraqueal ou traqueostomia, se o edema laríngeo progredir;
        - oxigenoterapia (6 a 8 L/minuto);
        - acesso venoso calibroso para expansão de volume com soro fisiológico 0,9% (20 mL/kg) ou coloide, para reverter a hipotensão;
        - monitorar PA.

Tabela 12.2 – Drogas de escolha nas alergias graves

Droga de escolha	Urticárias graves, alergias graves e edema facial	Choque anafilático	Hipotensão persistente
Adrenalina a cada 5-15 minutos, se necessário	0,01 mg/kg SC ou IM Máximo: 0,5 mg 1:1.000	0,01 mg/kg IM no vasto lateral da coxa Máximo: 0,5 mg 1:1.000	0,01 mg/kg IV contínuo Máximo: 0,3-0,5 mg 1:10.000
Oxigênio alto fluxo	Cânula ou máscara	Cânula, máscara ou tubo endotraqueal	Cânula, máscara ou tubo endotraqueal
Difenidramina Anti-H1 IM ou IV + Ranitidina Anti-H2 IV ou VO	1 mg/kg/dose 6/6 horas + 1 mg/kg/dose 8/8 horas	1 mg/kg/dose 6/6 horas	–
Metilpredinisolona IV ou Predinisolona VO	1 mg/kg/dose	1 mg/kg/dose	1 mg/kg/dose

Fonte: Ministério da Saúde (2014).[1]

Referências

1. Brasil. Ministério da Saúde. Secretaria de Vigilância em Saúde. Departamento de Vigilância das Doenças Transmissíveis. Manual de vigilância epidemiológica de eventos adversos pós-vacinação [homepage on the Internet]. 3ª ed. Brasília, DF: Ministério da Saúde; 2014 [cited 2018 Aug 16]. Available from: http://bvsms.saude.gov.br/bvs/publicacoes/manual_vigilancia_epidemiologica_eventos_adversos_pos_vacinacao.pdf.
2. Brasil. Ministério da Saúde. Secretaria de Vigilância em Saúde. Coordenação-Geral de Desenvolvimento da Epidemiologia em Serviços. Guia de vigilância em saúde [homepage on the Internet]. Brasília, DF: Ministério da Saúde; 2016 [cited 2018 Aug 16]. Available from: http://bvsms.saude.gov.br/bvs/publicacoes/guia_vigilancia_saude_1ed_atual.pdf.
3. American Academy of Pediatrics. In: Kimberlin DW, Brady MT, Jackson MA, Long SS, (eds). Red Book: 2018 Report of the Committee on Infectious Diseases. 31st ed. Itasca, IL: American Academy of Pediatrics; 2018. section 1.
4. Sociedade Brasileira de Imunizações. Vacina tríplice bacteriana acelular infantil – DTPa. Família SBIm, 2017. [homepage on the Internet] [cited 2018 Aug 16]. Available from: https://familia.sbim.org.br/vacinas/vacinas-disponiveis/60-vacina-triplice-bacteriana-acelular-infantil-dtpa.
5. Greene SK, Ret M, Weintraub ES et al. Risk of confirmed Guillain-Barré syndrome following receipt of monovalent inactivated influenza A (H1N1) and seasonal influenza vaccines in the Vaccine Safety Datalink Project, 2009-2010. Am J Epidemiol. 2012;175:1100-9.
6. Israeli E, Agmon-Levin N, Blank M, Chapman J, Shoenfeld Y. Guillain-Barré syndrome: a classical autoimmune disease triggered by infection or vaccination. Clin Rev Allergy Immunol. 2012;42:121-30.
7. Kwong JC, Vasa PP, Campitelli MA, Hawken S, Wilson K, Rosella LC, et al. Risk of Guillain-Barré syndrome after seasonal influenza vaccination and influenza health-care encounters: a self-controlled study. Lancet Infect Dis. 2013;13:769-76.
8. Brasil. Ministério da Saúde. Secretaria de Vigilância em Saúde. Departamento de Vigilância das Doenças Transmissíveis. Manual dos Centros de Referência para Imunobiológicos Especiais [homepage on the Internet]. 4ª ed. Brasília, DF: Ministério da Saúde; 2014 [cited 2018 Aug 16]. Available from: http://portalarquivos2.saude.gov.br/images/pdf/2014/dezembro/09/manual-cries-9dez14-web.pdf.
9. La Torre FPF, Passarelli MLB, Cesar RG, Pecchini R. Emergências em pediatria: protocolos da Santa Casa. 2ª ed. Barueri: Manole; 2013.
10. Gilio AE, Grisi S, Bousso A, Paullis M. Urgências e emergências em pediatria geral: Hospital Universitário da Universidade de São Paulo. São Paulo: Hospital Universitário da Universidade de São Paulo/Atheneu; 2015.

Capítulo 13

Imunoprofilaxia pós-exposição em doenças infecciosas

Renato Kfouri
Marco Aurélio Sáfadi

Introdução

As imunizações constituem uma importante ferramenta para prevenção de doenças infecciosas em todas as idades, especialmente em pediatria, na qual extensos programas de imunização têm demonstrado resultados consistentes no mundo, particularmente nas Américas, como a eliminação da rubéola e da síndrome da rubéola congênita, o controle do sarampo, do tétano neonatal e acidental e da difteria e a erradicação da varíola e da poliomielite no continente.

Por vezes, indivíduos suscetíveis expostos a agentes infecciosos ou em situações nas quais o risco de exposição a determinado agente infeccioso é muito alto podem beneficiar-se do uso de imunobiológicos como medida profilática, ou profilaxia pós-exposição (PPE), indicada com o intuito de evitar a infecção, atenuar sua gravidade, reduzir os riscos de infecções secundárias e complicações, contribuindo, inclusive, para o controle de surtos.

São fatores a serem considerados na indicação de uma PPE: a transmissibilidade da infecção, a suscetibilidade do indivíduo exposto e o risco de complicações relacionadas com a infecção, além do perfil de segurança do imunobiológico.[1]

Em geral, na PPE são utilizadas imunoglobulinas (imunização passiva), que, diferente das vacinas (imunização ativa), são caras, de difícil obtenção, podem interferir no uso de outras vacinas e geram uma proteção de curta duração, ficando seu uso reservado a situações especiais (Tabela 13.1).

A PPE deve ser iniciada o mais breve possível, com o intuito de maximizar as chances de prevenir ou atenuar a infecção, e o paciente ou seu responsável deve ser informado sobre os benefícios e a proteção de curto prazo.[2]

As principais e mais frequentes indicações de PPE em infectologia pediátrica são aquelas utilizadas para o controle de tétano, hepatite B, hepatite A, raiva, sarampo e varicela.

Quadro 13.1 – Diferenças entre vacinas e imunoglobulinas

Propriedade	Vacina	Imunoglobulina
Uso em imunodeprimidos	Vacinas de componentes vivos, atenuados, em geral são contraindicadas	Sim
Eficácia em imunodeprimidos	Menor	Boa
Duração da proteção	Longa	Curta
Início da proteção	Dias ou semanas	Imediata
Eliminação de portadores	Possível	Impossível
Erradicação de doenças	Possível	Impossível
Custo	Em geral, barato	Em geral, elevado

Fonte: elaborado pelos autores.

Tétano

O tétano é uma doença infecciosa grave, não transmissível, causada pelo *Clostridium tetani*, podendo ser classificado em tétano neonatal, quando acomete o recém-nascido após a contaminação do coto umbilical, ou acidental, quando a bactéria penetra o organismo através de um ferimento.

O esquema vacinal para a prevenção do tétano é de três doses na infância (2, 4 e 6 meses – esquema primário), com dois reforços, aos 15 meses e aos 4 anos. A duração da imunidade conferida pela vacina não ultrapassa dez anos, e reforços devem ser oferecidos a cada dez anos, por toda a vida.[3]

Quando há exposição perinatal ou através de um ferimento em indivíduos suscetíveis, está indicada a PPE com imunoglobulina humana antitetânica (IGHAT), conforme mostra o Quadro 13.2.

O soro antitetânico ainda é utilizado no Brasil para a imunização passiva contra o tétano, apesar de estar sendo progressivamente substituído pela IGHAT.

Com relação ao tétano neonatal, a PPE é feita com IGHAT na dose de 250 UI, por via intramuscular (IM), para recém-nascidos que apresentem situação de risco para tétano e cujas mães sejam desconhecidas, com história vacinal desconhecida ou que não tenham história vacinal que garanta proteção contra o tétano neonatal (vacina com componente tetânico – esquema de três doses há menos de um ano ou reforço há menos de cinco anos) e para RN prematuros com lesões potencialmente tetanogênicas, independentemente da história vacinal da mãe.[2]

A IGHAT é constituída por imunoglobulinas da classe IgG que neutralizam a toxina produzida pelo *Clostridium tetani*, sendo obtida do plasma de doadores selecionados (pessoas submetidas recentemente à imunização ativa contra o tétano) com altos títulos no soro de anticorpos específicos (antitoxinas). É apresentada sob a forma líquida ou liofilizada, em frasco-ampola de 1 ou 2 mL, contendo 250 UI, e pode ser administrada em qualquer idade, por via IM e em grupo muscular diferente daquele onde for aplicada a vacina que contenha o toxoide tetânico.

A imunoglobulina humana tem meia-vida de 21 a 28 dias em indivíduos sem imunização prévia. É segura, com raros eventos adversos, os quais podem ser:
- locais: eritema, enduração e dor de intensidade leve são comuns;
- sistêmicos: febre, sintomas gastrointestinais, mal-estar, cefaleia e exantema, ocasionalmente;
- alérgicos: anafilaxia é rara.[2]

Quadro 13.2 – Profilaxia pós-exposição para o tétano acidental: recomendações

História de vacinação prévia contra tétano	Ferimentos com risco mínimo de tétano*			Ferimentos com alto risco de tétano**		
	Vacina	SAT/ IGHAT	Outras condutas	Vacina	SAT/ IGHAT	Outras condutas
Incerta ou menos de 3 doses	Sim*	Não	Limpeza e desinfecção, lavar com SF e substâncias oxidantes ou antissépticas e desbridar o foco de infecção	Sim***	Sim	Desinfecção, lavar com SF e substâncias oxidantes ou antissépticas e remover corpos estranhos e tecidos desvitalizados Desbridar o ferimento e lavar com água oxigenada
3 doses ou mais, sendo a última há menos de 5 anos	Não	Não	Idem	Não	Não	Idem
3 ou mais doses, sendo a última há mais de 5 anos e há menos de 10 anos	Não	Não	Idem	Sim (1 reforço)	Não****	Idem
3 ou mais doses, sendo a última dose há 10 ou mais anos	Sim	Não	Idem	Sim (1 reforço)	Não****	Idem

SAT = soro antitetânico; SF = soro fisiológico; IGHAT = imunoglobulina humana hiperimune antitetânica.

* Ferimentos superficiais, limpos, sem corpos estranhos ou tecidos desvitalizados.

** Ferimentos profundos ou superficiais sujos, com corpos estranhos ou tecidos desvitalizados; queimaduras; feridas puntiformes ou por armas brancas e de fogo; mordeduras; politraumatismos e fraturas expostas.

*** Vacinar e agendar as próximas doses, para complementar o esquema básico. Essa vacinação visa proteger contra o risco de tétano por outros ferimentos futuros. Se o profissional que presta o atendimento suspeita que os cuidados posteriores com o ferimento não serão adequados, deve considerar a indicação de imunização passiva com SAT ou IGHAT. Quando indicado o uso de vacina e SAT ou IGHAT, concomitantemente, devem ser aplicados em locais diferentes.

**** Para paciente imunodeprimido, desnutrido grave ou idoso, além do reforço com a vacina, indica-se IGHAT ou SAT. Se o profissional que presta o atendimento suspeita que os cuidados posteriores com o ferimento não serão adequados, deve considerar a indicação de imunização passiva com SAT ou IGHAT. Quando indicado o uso de vacina e SAT ou IGHAT, concomitantemente, devem ser aplicados em locais diferentes.

Fonte: elaborado pelos autores.

Sarampo

O sarampo é uma doença infecciosa altamente contagiosa (90% dos indivíduos suscetíveis expostos desenvolvem a doença). A PPE para o sarampo pode ser realizada com vacina ou imunoglobulina e é utilizada para controle de casos e surtos em contactantes suscetíveis expostos a casos confirmados ou suspeitos da doença. Os dados disponíveis atualmente sugerem que a vacina de sarampo, se administrada ao indivíduo suscetível nas primeiras 72 horas após a exposição, oferece proteção ou, eventualmente, atenuação dos sintomas da doença. A vacina deve, portanto, ser considerada em todos os indivíduos suscetíveis expostos que não tenham sido previamente vacinados ou que tenham recebido apenas uma dose da vacina. A vacina é também considerada a intervenção de escolha para o controle de surtos de sarampo em escolas e creches e para pessoas com mais de 1 ano de idade.

A imunoglobulina pode ser utilizada por via intramuscular ou endovenosa, nos primeiros 6 dias após a exposição, com o intuito de prevenir ou atenuar a doença em indivíduos suscetíveis. A dose recomendada é de 0,5 mL/kg, administrada por via intramuscular (a dose máxima é de 15 mL). A imunoglobulina intravenosa é a apresentação de escolha para profilaxia da doença em gestantes suscetíveis e indivíduos imunocomprometidos graves, independentemente de seu *status* imunológico ou vacinal. Nessa categoria, estão incluídos pacientes com imunodeficiência primária severa, pacientes que receberam transplante de medula óssea até 12 meses após o término da terapêutica imunossupressora, pacientes com leucemia linfoide aguda até 6 meses após o término da quimioterapia, pacientes que vivem com HIV/Aids e que tenham imunossupressão e aqueles que não tenham recebido vacina de sarampo após restabelecimento do sistema imune depois de terapia antirretroviral. A dose da imunoglobulina intravenosa é de 400 mg/kg. Os pacientes que receberam imunoglobulina para prevenir ou atenuar o sarampo após exposição devem, após um intervalo mínimo de 6 meses, receber a vacina de sarampo (desde que não haja contraindicação e que tenham pelo menos 1 ano de idade).[4]

O esquema deve ser iniciado o mais precocemente possível (até 3 dias para vacina e 6 dias para imunoglobulina), sempre completando o esquema vacinal posteriormente. Crianças menores de 6 meses de idade não devem receber a vacina, e a profilaxia deve ser feita com imunoglobulina.

Em situações de surtos, a vacina pode ser utilizada em crianças entre 6 e 11 meses. Nesses casos, essa dose não é considerada válida, e duas outras doses devem ser administradas após 1 ano de idade, com intervalo mínimo de um mês entre elas.[2]

Raiva

A raiva continua sendo um importante problema de saúde pública no Brasil, associada a taxas de letalidade – de virtualmente 100%.

Na América do Sul, o cão ainda é o principal animal transmissor, embora, nos últimos anos, no Brasil, o percentual dos casos de raiva humana transmitidos pelo morcego hematófago tenha aumentado, principalmente na região amazônica, ao passo que os casos de raiva de transmissão urbana por cães e gatos têm diminuído. Nas regiões Sul e Sudeste, onde a raiva em cães e gatos está controlada, observa-se também aumento de casos de raiva em herbívoros (gado vacum, carneiros, porcos), devido à ação de morcegos hematófagos, representando uma mudança epidemiológica significativa e um potencial risco de transmissão humana por esses agentes. Variantes do vírus rábico têm sido documentados nos casos de transmissão por morcegos.[5]

A transmissão do vírus da raiva resulta, na maioria das vezes, da inoculação de saliva infectada em tecido subcutâneo ou músculo por meio de mordida do animal, inoculação de saliva em pele, mucosa lesada por intermédio de arranhadura ou, ainda, por meio de lambedura.

A prevenção da raiva é realizada por meio de vacina antirrábica e/ou imunoglobulina humana (IGHAR), de acordo com a espécie animal envolvida e o tipo de ferimento.

As vacinas raiva utilizadas atualmente são inativadas e de cultivo celular, mais seguras e bem toleradas que a antiga vacina Fuenzalida & Palácios, que costuma apresentar eventos adversos importantes (encefalomielite, mielite transversa, síndrome de Guillain-Barré etc.).

A IGHAR é constituída de imunoglobulinas específicas contra o vírus da raiva obtidas do plasma de doadores selecionados (pessoas submetidas recentemente à imunização ativa contra raiva) com altos títulos de anticorpos. A IGHAR é apresentada sob forma liofilizada, em frascos-ampola com 150 UI (1 mL), 300 UI (2 mL) e 1.500 UI (10 mL). Pode ser aplicada em qualquer idade, em dose única de 20 UI/kg. Não aplicar mais que o volume recomendado, para evitar possível prejuízo na imunização ativa.

A maior parte da imunoglobulina deve ser administrada dentro ou ao redor do ferimento. Havendo sobra por impossibilidade de infiltração no local anatômico, o restante deve ser aplicado por via intramuscular na região glútea. Nunca deve ser aplicada com a mesma seringa ou no mesmo local anatômico da vacina.

Para fins de avaliação do tipo de ferimentos, devem ser considerados:

- **Acidentes leves:** ferimentos superficiais pouco extensos, geralmente únicos, em tronco e membros (exceto mãos, polpas digitais e planta dos pés). Podem acontecer em decorrência de mordeduras ou arranhaduras, causadas por dentes ou unhas, ou lambeduras de pele com lesões superficiais.
- **Acidentes graves:** ferimentos na cabeça, face, pescoço, mão, polpa digital e/ou planta do pé. Ferimentos profundos, múltiplos ou extensos, em qualquer região do corpo. Lambedura de mucosas. Lambedura de pele onde já existe lesão grave. Ferimento profundo causado por unha de animal.

A atual conduta do Ministério da Saúde do Brasil para a profilaxia da raiva humana segundo a espécie animal envolvida e a gravidade do acidentes/exposição é a seguinte:

- **Acidentes leves (pela via IM):**
  - **Cão ou gato sem suspeita de raiva no momento da agressão:** lavar com água e sabão e observar o animal durante dez dias após a exposição. No caso de o animal permanecer sadio no período de observação, encerrar o caso; se o animal morrer, desaparecer ou se tornar raivoso, administrar quatro doses de vacina (dias 0, 3, 7 e 14). O paciente deve ser orientado a informar imediatamente a unidade de saúde caso o animal morra, desapareça ou se torne raivoso, uma vez que podem ser necessárias novas e rápidas intervenções, como a aplicação do soro ou o prosseguimento do esquema de vacinação.
  - **Cão ou gato clinicamente suspeito de raiva no momento da agressão:** lavar com água e sabão e iniciar esquema profilático com duas doses, uma no dia 0, e outra, no dia 3. Observar o animal durante 10 dias após a exposição e, no caso de a suspeita de raiva ser descartada após o 10º dia de observação, suspender o esquema profilático e encerrar o caso. Se o animal morrer, desaparecer ou se tornar raivoso, completar o esquema até quatro doses, aplicando uma dose entre o 7º e o 10º dia e uma dose no 14º dia. O paciente deve ser orientado a informar imediatamente a unidade de saúde caso o animal morra, desapareça ou se torne raivoso, uma vez que podem ser necessárias novas e rápidas intervenções, como a aplicação do soro ou o prosseguimento do esquema de vacinação.
  - **Cão ou gato raivoso, desaparecido ou morto, animais mamíferos silvestres (inclusive os domiciliados), animais domésticos de interesse econômico ou de produção:** lavar com água e sabão e iniciar imediatamente o esquema profilático com quatro doses de vacina, administradas nos dias 0, 3, 7 e 14. Nas agressões por morcegos ou qualquer espécie de mamífero silvestre, deve-se indicar sorovacinação, independentemente da gravidade da lesão.
- **Acidentes graves (pela via IM):**
  - **Cão ou gato sem suspeita de raiva no momento da agressão:** lavar com água e sabão e observar o animal durante 10 dias após a exposição. Iniciar esquema profilático com duas doses, uma no dia 0, e outra, no dia 3, e observar o animal durante 10 dias após a exposição. No caso de a suspeita de raiva ser descartada após o 10º dia de observação, suspender o esquema profilático e encerrar o caso. Se o animal morrer,

desaparecer ou se tornar raivoso, completar o esquema até quatro doses, aplicar uma dose entre o 7º e o 10º dia e uma dose no 14º dia. O paciente deve ser orientado a informar imediatamente a unidade de saúde caso o animal morra, desapareça ou se torne raivoso, uma vez que podem ser necessárias novas e rápidas intervenções, como a aplicação do soro ou o prosseguimento do esquema de vacinação.

É preciso avaliar, sempre, os hábitos do cão e do gato e os cuidados recebidos. Podem ser dispensadas do esquema profilático as pessoas agredidas pelo cão ou gato que, com certeza, não têm risco de contrair a infecção rábica. Por exemplo, animais que vivem dentro do domicílio (exclusivamente), que não tenham contato com outros animais desconhecidos, que somente saem para a rua acompanhados de seus donos e que não circulem em áreas com a presença de morcegos. Em caso de dúvida, iniciar o esquema de profilaxia indicado. Se o animal for procedente de área de raiva controlada (sem circulação comprovada das variantes 1 e 2), recomenda-se, a critério médico, não iniciar o esquema. Manter o animal sob observação durante 10 dias e somente iniciar o esquema indicado (soro + vacina) se o animal morrer, desaparecer ou se tornar raivoso nesse período.

- **Cão ou gato clinicamente suspeito de raiva no momento da agressão:** lavar com água e sabão e iniciar o esquema profilático com soro/imunoglobulina e quatro doses de vacina nos dias 0, 3, 7 e 14. Observar o animal durante 10 dias após a exposição e, no caso de a suspeita de raiva ser descartada após o 10º dia de observação, suspender o esquema profilático e encerrar o caso. Se o animal morrer, desaparecer ou se tornar raivoso, completar o esquema até quatro doses: aplicar uma dose entre o 7º e o 10º dia e uma dose no 14º dia.
- **Cão ou gato raivoso, desaparecido ou morto, animais silvestres (inclusive os domiciliados), animais domésticos de interesse econômico ou de produção:** lavar com água e sabão e iniciar imediatamente o esquema profilático com soro/imunoglobulina e quatro doses de vacina, administradas nos dias 0, 3, 7 e 14.

Em razão da indisponibilidade de doses de vacina raiva, para a racionalização do uso da vacina inativada, a via intradérmica (ID) pode ser considerada uma alternativa, desde que, obrigatoriamente, os estabelecimentos de saúde da rede do SUS atendam a uma demanda de pelo menos dois pacientes acidentados/dia e conte com uma equipe técnica habilitada para aplicação pela via ID.[5]

Após ser reconstituída, a vacina raiva (Vero) deve ser utilizada no prazo de 6 a 8 horas, desde que conservada à temperatura de 2 a 8°C, devendo ser descartada em seguida. A via ID não está recomendada para pacientes imunodeprimidos ou que estejam utilizando o medicamento cloroquina, por não proporcionar resposta imune adequada.[5]

Hepatite B

A hepatite B é uma doença transmitida pelo vírus da hepatite B (VHB ou HBV), da família *Hepadnaviridae*, o qual tem preferência por hepatócitos (células do fígado), caracterizando uma inflamação do fígado. Esse vírus pode sobreviver ativo no ambiente externo por vários dias. Seu período de incubação varia de 45 a 160 dias, com uma média de 90 dias. O vírus pode agredir as células do fígado diretamente ou, então, pelas células do sistema de defesa, quando, ao combater a infecção, acabam causando um processo inflamatório crônico que, por vezes, evolui para cirrose e câncer hepático.[6]

A hepatite B é uma doença passível de prevenção, a qual é realizada, primordialmente, por meio do uso da vacina, feita com a tecnologia de DNA recombinante, sendo extremamente segura e eficaz. O objetivo primário dos programas de vacinação contra hepatite B consiste em eliminar a transmissão do vírus, prevenindo as taxas de infecção crônica e as sequelas relacionadas com a doença hepática crônica causada pelo VHB. O objetivo secundário é evitar a infecção aguda por hepatite B.

A profilaxia da hepatite B pós-exposição é feita com a vacina hepatite B e com a imunoglobulina humana anti-hepatite B (IGHAHB) – Quadro 13.3. A IGHAHB propicia proteção de curta duração (em torno de 3 a 6 meses) e está indicada apenas em situações específicas pós-exposição. A vacina é utilizada tanto para profilaxia pós-exposição como para pré-exposição e está associada a proteção de longa duração. Atualmente, o Ministério da Saúde disponibiliza a vacina de hepatite B para pessoas de todas as idades.[2]

A efetividade da imunoprofilaxia após exposição está diretamente relacionada ao tempo decorrido entre a exposição e o início da profilaxia. No caso específico da imunoprofilaxia da infecção perinatal, a efetividade é máxima quando iniciada nas primeiras 12 horas de vida do recém-nascido. Apesar de ambas as estratégias terem demonstrado efetividade, o uso da vacina isoladamente parece proporcionar menor efetividade quando comparado ao uso da vacina mais a imunoglobulina em lactentes. Na prevenção da transmissão vertical, a IGHAHB deverá ser feita simultaneamente à vacina, na dose de 0,5 mL, por via intramuscular no músculo vasto lateral do membro oposto. Quando a situação da mãe em relação ao vírus da hepatite B for desconhecida, deverá ser imediatamente feita a vacina hepatite B recombinante, independentemente do peso ou da idade gestacional, e solicitada a pesquisa de antígeno HBs (AgHBs) na mãe, indicando-se a imunoglobulina para o recém-nascido se o resultado for positivo.[2]

O aleitamento materno não é contraindicado para filhos de mãe AgHBs positivas, se eles tiverem recebido imunoprofilaxia adequada. A IGHAHB deve ser administrada ao recém-nascido na dose de 0,5 mL até, no máximo, o sétimo dia de vida. Para as demais idades, utiliza-se a dose de 0,06 mL/kg de peso (máximo de 5 mL) o mais precocemente possível, até, no máximo, 14 dias pós-exposição.[2]

Quadro 13.3 – Recomendações de profilaxia para hepatite B após exposição não ocupacional a sangue ou fluidos corpóreos com sangue, de acordo com tipo de exposição e o *status* vacinal

Exposição	Indivíduo não vacinado	Indivíduo previamente vacinado
Fonte AgHBs positiva		
Exposição percutânea (mordida ou picada de agulha) ou mucosa a sangue ou fluidos corpóreos com AgHBs positivo	IGHAHB e iniciar vacinação anti-HB	Dose de reforço de vacina anti-HB
Contato sexual ou compartilhamento de agulha com indivíduo AgHBs positivo	IGHAHB e iniciar vacinação anti-HB	Dose de reforço de vacina anti-HB
Vítima de violência sexual por indivíduo AgHBs positivo	IGHAHB e iniciar vacinação anti-HB	Dose de reforço de vacina anti-HB
Fonte com status AgHBs desconhecido		
Vítima de violência sexual por indivíduo com perfil de AgHBs desconhecido	Iniciar vacinação anti-HB	Nenhum tratamento
Exposição percutânea (mordida ou picada de agulha) ou mucosa a sangue ou fluidos corpóreos de fonte com perfil de AgHBs desconhecido	Iniciar vacinação anti-HB	Nenhum tratamento
Contato sexual ou compartilhamento de agulha com indivíduo com perfil de AgHBs desconhecido	Iniciar vacinação anti-HB	Nenhum tratamento

AgHBs = antígeno de hepatite B de superfície; IGHAHB = imunoglobulina humana anti-hepatite B; HB = hepatite B.
Fonte: elaborado pelos autores.

Hepatite A

A hepatite A é uma doença infecciosa ainda comum em nosso meio, sendo sua incidência inversamente proporcional à melhoria das condições sanitárias. Não são raros os surtos da doença ocorrerem em creches, escolas e berçários, já que a transmissão, predominantemente oral-fecal, é facilitada nesses ambientes.

A transmissão sexual do vírus está bem documentada, e casos por essa via de transmissão, especialmente em homens que fazem sexo com homens, têm sido relatados em todo o mundo.

A vacina hepatite A é segura e altamente imunogênica já depois da primeira dose, com rápida elevação de títulos de anticorpos protetores após a vacinação (95-97% após a primeira dose e 100% após a segunda dose). Em geral, os níveis séricos de anticorpos alcançados pela infecção natural são maiores que os níveis induzidos pela vacinação.

Estudos clínicos e dados de efetividade têm comprovado, em todo o mundo, a alta eficácia da vacina em crianças, adolescentes e adultos imunocompetentes.[7]

Pessoas não vacinadas, uma vez expostas ao vírus da hepatite A, devem receber o mais rápido possível vacina ou imunoglobulina 0,02 mL/kg.

- Para pessoas saudáveis de 1 a 40 anos: vacina, na dosagem apropriada para a faixa etária.
- Para pessoas com mais de 40 anos: preferencialmente imunoglobulina, em função da falta de dados de efetividade da vacina nesse grupo etário. Entretanto, na indisponibilidade de imunoglobulina, a vacina pode ser utilizada.
- Para lactentes menores de 1 ano de idade, imunodeprimidos, portadores de doença crônica hepática ou com contraindicação da vacina, utilizar imunoglobulina.

Na profilaxia pré-exposição:
- Para viajantes a áreas de alto risco: vacina.
- Indivíduos imunodeprimidos, hepatopatas crônicos, adultos com mais de 40 anos que forem viajar para áreas de alta endemicidade em menos de duas semanas: imunoglobulina + vacina, para uma proteção ideal.

Entre as inequívocas vantagens da vacina sobre a imunoglobulina, destacam-se a imunidade duradoura obtida com a vacinação, a maior disponibilidade e a maior segurança com o uso. Quando utilizada para o controle de surtos, a vacinação de hepatite A nos suscetíveis, até 14 dias após a exposição, é consistentemente seguida por um rápido declínio na incidência de novos casos, muito provavelmente em virtude da redução dos casos secundários e dos casos subclínicos, importantes para a manutenção dos surtos.

Devem receber imunoprofilaxia para hepatite A:[4]
- Contatos domiciliares e sexuais: todos os contactantes íntimos (tais como contatos sexuais e domiciliares), não imunizados, de uma pessoa com infecção comprovada por hepatite A devem receber vacina ou imunoglobulina nas primeiras duas semanas após a exposição.
- Recém-nascidos de mães com hepatite A: apesar de a transmissão perinatal ser de rara ocorrência, o uso de imunoglobulina (na dose de 0,02 mL/kg, IM) está indicado nos casos de recém-nascidos de mães que tenham iniciado os sintomas da doença entre duas semanas antes até uma semana depois do parto.
- Creches: caso seja identificado ao menos um caso de hepatite A em crianças ou em funcionários de creches, ou caso ocorram pelo menos dois casos de hepatite A em contatos domiciliares de crianças que frequentam a creche, os funcionários não imunizados previamente deverão receber vacina ou imunoglobulina.
- Hospital: nos casos de surtos em ambiente hospitalar, vacina ou imunoglobulina devem ser recomendadas nos contatos íntimos, não vacinados, dos pacientes infectados.

- Exposição a indivíduos infectados que manipulam alimentos: se um caso de hepatite A é diagnosticado em um funcionário que manipula alimentos, os demais funcionários, não vacinados, devem receber vacina ou imunoglobulina. O indivíduo infectado deve permanecer afastado das atividades por pelo menos uma semana após o início dos sintomas.
- Exposição a fonte comum de infecção: nos casos de surtos, a vacina ou a imunoglobulina devem ser recomendadas para os contatos suscetíveis até duas semanas após a exposição à comida ou à água contaminada.

Varicela

A profilaxia da varicela deve ser feita, preferencialmente, antes da exposição, com o uso da vacina, que, quando administrada no esquema de duas doses, é capaz de prevenir a quase totalidade de casos graves (98-99%) e boa parte dos casos de varicela de qualquer gravidade (88-90%). Porém, a vacina também pode ser utilizada na pós-exposição para indivíduos imunocompetentes suscetíveis, a partir dos 9 meses de idade. Se a vacina for utilizada em crianças de 9 a 11 meses, essa dose não é considerada válida, e duas doses após 1 ano de idade devem ser aplicadas, idealmente, com intervalo mínimo de três meses entre elas (é considerado válido intervalo de pelo menos um mês entre as doses).[2,4]

Já para aqueles imunocomprometidos está indicada a PPE com o uso de imunoglobulina humana específica antivaricela-zóster (IGHAVZ).

A IGHAVZ está indicada, por via intramuscular, nas seguintes situações:
- Recém-nascido cuja mãe tenha apresentado quadro clínico de varicela de 5 dias antes até 2 dias depois do parto.
- Prematuros nascidos entre 28 e 36 semanas de gestação expostos à varicela, quando a mãe tiver história negativa para varicela.
- Prematuros nascidos com menos de 28 semanas de gestação ou com menos de 1.000 g de peso expostos à varicela, independentemente da história materna de varicela.
- Pacientes imunocomprometidos suscetíveis que tenham mantido contatos domiciliares ou hospitalares significativos (face a face, de convívio no mesmo quarto ou no mesmo ambiente fechado por pelo menos 1 hora) e que não tenham recebido IGHAVZ nas últimas 3 semanas.
- Gestantes suscetíveis expostas.

Em todas essas situações, o uso deve ser o mais precoce possível – no máximo até 96 horas após o contato. A dose preconizada é de 125 UI a cada 10 kg, sendo a dose mínima de 125 UI, e a máxima, 625 UI. As medidas de isolamento devem ser mantidas independentemente de uso de vacina ou imunoglobulina.[2]

A IGHAVZ não tem qualquer indicação terapêutica, sendo seu uso de finalidade exclusivamente profilática.

O caso índice com varicela deve ficar em quarto privativo, em precauções de contato e aerossóis, até que todas as lesões estejam em fase de crostas.

Os pacientes suscetíveis expostos devem receber alta assim que possível.

Após transferência, alta ou liberação das precauções, devem-se fazer a limpeza terminal do quarto e aeração, liberando-o, então, para novas admissões hospitalares.

Os profissionais de saúde, suscetíveis, comunicantes e vacinados que precisarem manter as atividades em local com pacientes de risco e/ou em enfermaria de pacientes que ainda não tiveram varicela devem usar máscara (preferencialmente N95), do 8º ao 21º dia, para evitar a possibilidade de transmissão respiratória, caso venham a desenvolver a doença. Se houver erupção, afastar imediatamente o funcionário (Quadro 13.4).[4]

Quadro 13.4 – Orientações para implantação de precauções em casos de varicela em pacientes internados

Características do comunicante de varicela	Imunobiológico recomendado	Implantação e duração das precauções
Comunicante suscetível sem imunodepressão	Vacina: naqueles com mais de 9 meses (até 120 horas após o contágio)	Precauções de contato e aerossóis (do 8° ao 21° dia após o contato)
• Comunicante suscetível imunodeprimido • Gestantes suscetíveis • RN de mães que apresentam varicela nos últimos cinco dias antes e até 48 horas após o parto • RN prematuros > 28 semanas de gestação, cuja mãe não teve varicela • RN prematuros < 28 semanas de gestação, independente de história materna de varicela	IGHAVZ (imunoglobulina específica para varicela-zóster) até 96 horas depois do contato com o caso índice, na dose de 125 UI para cada 10 kg de peso (dose mínima de 125 UI e dose máxima de 625 UI)	Precauções de contato e aerossóis (do 8° ao 28° dia após o contato). Nos casos em que tenha sido feita a IGHAVZ, pode haver prolongamento do período de incubação

Comunicantes: indivíduos com contato íntimo e prolongado, por mais de uma hora, com o portador, em ambiente fechado.

Suscetíveis: indivíduos sem referência de ter tido a doença (diagnóstico clínico ou informação verbal) ou aqueles que não foram vacinados.

Fonte: elaborado pelos autores.

Referências

1. Centers for Disease Control and Prevention. General recommendations on immunization: recommendations of the Advisory Comittee on Imunization Practices (ACIP). MMWR Recomm Rep. 2011;60:1-61.
2. Brasil. Ministério da Saúde. Secretaria de Vigilância em Saúde. Departamento de Vigilância das Doenças Transmissíveis. Manual dos Centros de Referência para Imunobiológicos Especiais [homepage on the Internet]. 4ª ed. Brasília, DF: Ministério da Saúde; 2014 [cited 2018 Apr 29]. Available from: http://portalarquivos2.saude.gov.br/images/pdf/2014/dezembro/09/manual-cries-9dez14-web.pdf.
3. Brasil. Ministério da Saúde. Entenda por que a vacinação evita doenças e salva vidas [homepage on the Internet] [cited 2018 Apr 29]. Available from: http://portalms.saude.gov.br/acoes-e-programas/vacinacao/vacine-se.
4. American Academy of Pediatrics. Measles. In: Kimberlin DW, Brady MT, Jackson MA, Long SS, editors. Red Book: 2015 Report of the Committee on Infectious Diseases. 30th ed. Elk Grove Village: American Academy of Pediatrics; 2015. p. 535-47.
5. Brasil. Ministério da Saúde. Nota Informativa n. 26-SEI/2017-CGPNI/DEVIT/SVS/MS. Informa sobre alterações no esquema de vacinação da raiva humana pósexposição e dá outras orientações. Available from: http://portalarquivos.saude.gov.br/images/pdf/2017/agosto/04/Nota-Informativa-N-26_SEI_2017_CGPNI_DEVIT_SVS_MS.pdf.
6. Liang TJ. Hepatitis B: the virus and disease. Hepatology. 2009;49:S13-21.
7. Nelson NP. Updated Dosing Instructions for Immune Globulin (Human) GamaSTAN S/D for Hepatitis A Virus Prophylaxis. MMWR Morb Mortal Wkly Rep. 2017;66:959-60.

Capítulo 14

Critérios de precauções e isolamentos para crianças e adolescentes com doenças infectocontagiosas

Sonia Regina Testa da Silva Ramos
Silvia Regina Marques

Introdução

As infecções hospitalares são responsáveis por morbidade e mortalidade elevadas em crianças e adolescentes.[1,2]

Muitas vezes, o contágio já ocorre nas dependências das salas de emergência. Entretanto, há poucos estudos sobre a natureza, os agentes predominantes e a extensão da aquisição de infecções em serviços de emergência. Esses dados seriam de muita importância, em particular, em nosso meio, pois frequentemente as crianças podem ficar alguns dias esperando por uma vaga para internação nas enfermarias.

As crianças são particularmente suscetíveis às infecções virais, em razão da falta de contato anterior com esses microrganismos e, portanto, falta de imunidade a eles. Isso se reflete nas principais causas de procura de atendimento de emergência. Hasegawa e colaboradores,[3] em pesquisa realizada com uma amostra representativa de atendimentos pediátricos nos Estados Unidos, no ano de 2011, verificaram que a etiologia infecciosa estava presente em 28% deles, e os diagnósticos mais comuns foram: infecções das vias aéreas superiores (41%), otite média (18%) e infecções das vias aéreas inferiores (14%). As infecções das vias aéreas inferiores foram responsáveis por 40% das internações no período. A mesma distribuição pôde ser notada nos atendimentos pediátricos do Hospital Municipal Infantil Menino Jesus, na cidade de São Paulo, em 2008 e 2009, onde os problemas respiratórios responderam por 31,2% dos 126.868 atendimentos (dados fornecidos pelo Serviço de Arquivamento Médico e Estatística – SAME do hospital).

Sabe-se que algumas infecções, como as causadas pelos vírus do sarampo e da varicela, são altamente contagiosas, e sua disseminação pode ser rápida entre os comunicantes em locais fechados, como as salas de espera de prontos-socorros. Felizmente, a vacinação precoce contra esses agentes diminuiu muito sua prevalência na comunidade e, em alguns casos, como o do sarampo, o risco está praticamente eliminado.[4-6]

Com base nesses dados, pode-se dizer que as viroses, em particular as respiratórias, são as que têm um impacto maior no pronto-socorro e devem ser levadas em conta nos esforços de prevenção.[3,7] Também não se pode esquecer dos agentes das infecções bacterianos graves e transmissíveis, como o *Haemophilus influenzae* e a *Neisseria meningitidis* e, em nosso meio, o *Mycobacterium tuberculosis*.[1,4]

Neste capítulo, serão discutidos os principais modos de transmissão dos agentes infecciosos e a abordagem atual de sua prevenção, lembrando que, no pronto-socorro, muitas vezes, a etiologia é desconhecida e as precauções referentes ao diagnóstico sindrômico devem ser implementadas.

Modos de transmissão dos microrganismos

Os microrganismos podem ser transmitidos por contato, gotículas respiratórias e aerossol.[5,8-11]

A transmissão pelo contato pode ocorrer de modo direto, ou seja, diretamente de um paciente ou por um membro da equipe de saúde para outro. Também é possível a disseminação do microrganismo por meio de um objeto ou dispositivo ou pelas mãos contaminadas. É o contato indireto que deve ser sempre lembrado nos locais onde são atendidas as crianças, em particular no que se refere aos brinquedos e outros objetos que elas, com frequência, colocam na boca.[5]

Os principais microrganismos transmitidos por contato são os vírus respiratórios, como o vírus sincicial respiratório e o vírus da parainfluenza em lactentes; os agentes das infecções entéricas, como o rotavírus, a *Shigella* spp, a *Escherichia coli* enteropatogênica e os enterovírus; as bactérias multirresistentes, como o *Staphylococcus aureus*, a *Pseudomonas aeruginosa*, o *Enterobacter* spp., a *Klebsiella* spp. e o *Acinetobacter* spp.; e os agentes das infecções de pele, como o vírus do herpes simples, os vírus associados a conjuntivites, a pediculose e a escabiose (Figura 14.1).[4,5]

A transmissão por gotículas respiratórias ocorre quando estas são geradas durante tosse, espirro, fala e determinados procedimentos, como broncoscopia e aspiração, e atingem outro paciente ou membro da equipe de saúde. São propelidas pelo ar somente a curtas distâncias (< 1 m), diferentemente da transmissão por aerossóis. Nessa categoria, encontram-se o *H. influenzae* e a *N. meningitidis* (inclusive quando causam meningite, pois estão colonizando a orofaringe dos pacientes), a *Bordetella pertussis* e os vírus respiratórios, como o adenovírus, os vírus da *influenza* e da parotidite epidêmica, além dos parvovírus e do vírus da rubéola (Figura 14.2).[4,5]

O outro meio de transmissão é o aéreo ou por aerossol. Aqui, os microrganismos são transmitidos por meio do núcleo da gotícula (≤ 5 µ), gerados pela desidratação das gotículas e permanecem um longo tempo no ar. Os vírus do sarampo e da varicela e o *M. tuberculosis* têm essa forma de transmissão (Figura 14.3).[4,5,12]

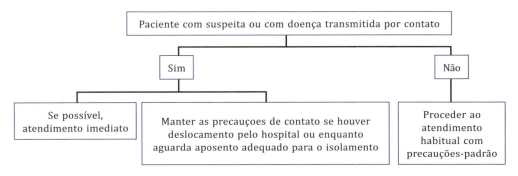

Figura 14.1 – *Abordagem do paciente com suspeita ou doença transmitida por contato.*

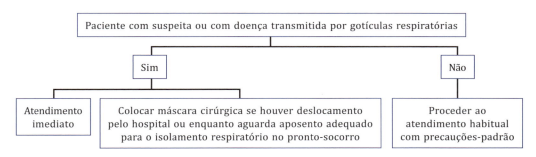

Figura 14.2 – *Abordagem do paciente com suspeita ou doença transmitida por gotículas respiratórias.*

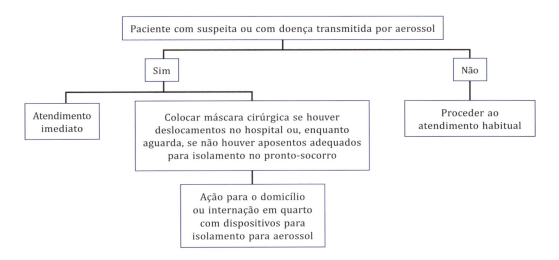

Figura 14.3 – *Abordagem do paciente com suspeita ou doença transmitida por aerossol.*

Principais precauções e isolamentos recomendados para a prevenção das infecções

As precauções são classificadas em duas categorias: as precauções-padrão (Quadro 14.1), que devem ser aplicadas a todos os pacientes, durante todo o tempo em que permanecerem no hospital, se for esperado que haverá contato com sangue, secreções e excreções corporais, pele não íntegra e mucosas. Seu principal objetivo é proteger a equipe de saúde. Devem ser associadas às precauções com base na transmissão ou precauções estendidas, quando for indicado.[4,5,8] Essas precauções se aplicam aos pacientes com suspeita ou diagnóstico já estabelecido de infecção ou colonização por microrganismos implicados em doenças transmissíveis:
- Via aérea: precauções com aerossóis.
- Gotículas respiratórias: precauções com gotículas respiratórias.
- Contato com a pele, mucosas ou secreções corporais: precauções de contato. Elas podem associar-se entre si nas doenças que têm vias múltiplas de transmissão (Quadro 14.2).

Quadro 14.1 – Precauções-padrão aplicadas a todos os pacientes em estabelecimentos de saúde	
Item	**Recomendações**
Higiene das mãos	Antes e depois do contato com o paciente, mesmo com o uso de luvas. Após tocar em sangue, fluidos e secreções corporais ou objetos contaminados e logo após a remoção das luvas. Preferir as soluções antissépticas contendo álcool, exceto quando as mãos estão com sujidades visíveis ou foram expostas a esporos de *C. difficili* ou norovírus
Equipamento de proteção individual (EPI)	
Luvas não estéreis	Devem ser utilizadas ao tocar membranas mucosas e pele não íntegra, sangue, fluidos e secreções corporais ou itens contaminados
Aventais	Devem ser utilizados quando se prevê que haverá contato da pele ou vestimentas do membro da equipe com sangue, secreções e fluidos corporais
Máscara, óculos e protetor facial	Para a proteção do membro da equipe, utilizar durante procedimentos que possam gerar respingos de sangue ou fluidos corporais, em particular durante intubação endotraqueal e aspiração de secreções respiratórias. Para a proteção do paciente, utilizar máscara para inserir agulhas de punção epidural, realizar mielograma ou quando houver exposição prolongada aos locais de punção periférica
Equipamentos do paciente com sujidades	Tomar cuidado para não transferir os microrganismos para o ambiente e para outras pessoas. Colocar luvas se estiverem visivelmente sujos
Equipamento de proteção individual (EPI)	
Controle do ambiente	O ambiente do hospital deve estar sempre limpo e livre de poeira e sujidades; limpeza e desinfecção de superfícies, em especial aquelas muito tocadas
Cuidados com os injetáveis	Não reencapar, quebrar ou manipular as agulhas. Utilizar dispositivos apropriados para o descarte. Utilizar uma agulha e uma seringa para cada injeção. É preferível utilizar dose unitária ao invés de doses múltiplas em um mesmo paciente
Ressuscitação do paciente	Utilizar máscaras e outros dispositivos para a respiração, de modo a não haver contato com as secreções orais do paciente
Local para a colocação do paciente	Priorizar o quarto com um único leito se houver risco aumentado de transmissão de microrganismos
Higiene respiratória e etiqueta da tosse: iniciar os procedimentos nos pacientes sintomáticos respiratórios já na triagem das salas de emergência	Educar as pessoas para cobrir a boca e o nariz quando forem tossir ou espirrar; higienizar as mãos após o contato com secreções respiratórias, utilizar máscaras cirúrgicas, se toleradas, e manter um espaçamento de pelo menos 1 metro entre os leitos, se possível

Fonte: Kimberlin, et al. (2015).[4]

Quadro 14.2 – Precauções com base no modo de transmissão das doenças ou precauções estendidas	
Tipo de precaução	**Doenças envolvidas**
Precauções-padrão	Para o cuidado com todos os pacientes
Precauções aéreas (aerossóis)	Sarampo, varicela e tuberculose

(continua)

Quadro 14.2 – Precauções com base no modo de transmissão das doenças ou precauções estendidas *(continuação)*

Tipo de precaução	Doenças envolvidas
Precauções respiratórias	• Doença invasiva causada pelo *H. influenzae* tipo b (meningite, epiglotite, pneumonia, sepse) • Doença invasiva causada pela *N. meningitidis* (meningite, pneumonia, sepse) • Outras bactérias (doença respiratória grave disseminada por gotículas respiratórias): difteria faríngea, pneumonia por *Mycoplasma*, coqueluche, peste pneumônica, faringite, pneumonia estreptocócica e escarlatina em lactentes e crianças de baixa idade • Virais (doença respiratória grave disseminada por gotículas respiratórias): adenovírus, *Influenza*, caxumba, parvovírus B19 e rubéola
Precauções de contato	• Infecção/colonização por bactérias multirresistentes • Infecções entéricas: *Clostridium difficile, E. coli* O157:H7 (ênterohemorrágica), *Salmonella* sp, *Shigella* spp., hepatite A e rotavírus (em pacientes com fraldas ou incontinentes) • Infecções respiratórias: vírus sincicial respiratório, parainfluenza, enterovírus (em lactentes ou crianças de baixa idade) • Infecções de pele: difteria cutânea, herpes simples (neonatal ou mucocutâneo), abscessos, celulite, úlcera infectada ou impetigo generalizado, pediculose, escabiose, furúnculo estafilocócico em lactentes e crianças de baixa idade, herpes-zóster (disseminado ou em paciente imunocomprometido), conjuntivite viral/hemorrágica.

Fonte: Siegel, et al. (2007).[5]

Precauções de contato

O contato é a forma mais comum de transmissão das infecções hospitalares.[4,5] As precauções consistem em:

1. Quarto privativo ou coorte, quando os pacientes estiverem acometidos pela mesma doença transmissível. Os recém-nascidos podem ser mantidos em incubadora. Crianças e outros pacientes que não deambulam não requerem quarto privativo, desde que as camas tenham um afastamento maior que 1 metro entre elas.
2. Uso de luvas não estéreis quando entrar no quarto do paciente. Após o contato com material que contenha grande concentração de microrganismos (p. ex., sangue, fezes e secreções), as luvas devem ser trocadas, e as mãos, lavadas. Após a lavagem das mãos, deve-se evitar o contato com superfícies ambientais potencialmente contaminadas.
3. Uso de avental limpo, não estéril, quando entrar no quarto, se for previsto contato com o paciente que possa estar significativamente contaminando o ambiente (diarreia, incontinência, incapacidade de higienização, colostomia, ileostomia, ferida com secreção abundante ou não contida por curativo). O avental deve ser retirado antes da saída do quarto, e deve-se evitar o contato das roupas com superfícies ambientais potencialmente contaminadas.
4. O transporte de pacientes para fora do quarto deve ser reduzido ao mínimo. As precauções devem ser mantidas durante o transporte.
5. Equipamentos de cuidado com os pacientes e materiais como estetoscópio, esfigmomanômetro ou cômoda ao lado do paciente, sempre que possível, devem ser utilizados somente por um único paciente. Se não for possível, a desinfecção desse material é recomendada entre o uso em um e outro paciente.

Precações respiratórias (gotículas)[4,5]

- Quarto privativo ou coorte de pacientes com a mesma infecção. A distância mínima entre dois pacientes deve ser de 1 metro.
- Máscara cirúrgica deve ser utilizada se houver aproximação ao paciente, a uma distância inferior a 1 metro. Por questões operacionais, as máscaras podem ser recomendadas para todas as vezes em que o profissional entrar no quarto, devem-se incluir os visitantes e acompanhantes.
- O transporte dos pacientes deve ser limitado ao mínimo indispensável e, quando for necessário, o paciente deve utilizar máscara cirúrgica.

Precauções com aerossóis[4,5,12]

1. Quarto privativo (ou coorte, que deve ser evitada) que apresente pressão de ar negativa em relação às áreas vizinhas; um mínimo de seis trocas de ar por hora; e cuidados com o ar que é retirado do quarto (filtragem com filtros HEPA) antes da recirculação em outras áreas do hospital ou exaustão externa. As portas devem ser mantidas fechadas.
2. Proteção respiratória com máscara que tenha capacidade adequada de filtração e boa vedação lateral, máscaras N95 ao entrar no quarto. Indivíduos suscetíveis a sarampo e varicela não devem entrar no quarto de pacientes com suspeita ou portadores dessas infecções.
3. O transporte dos pacientes deve ser limitado, mas, se for necessário, eles devem utilizar máscara (a máscara cirúrgica é suficiente).

O equipamento e as medidas[4,8-10,12] necessários para a implementação das precauções estão resumidos no Quadro 14.3.

Quadro 14.3 – Medidas necessárias para as precauções em pacientes hospitalizados com base na transmissão dos microrganismos

Categoria da precaução	Lavagem das mãos	Quarto privativo	Máscaras	Aventais	Luvas
Aérea (aerossol)	Sim	Sim, com pressão negativa	Sim (N95) **	Não	Não
Gotículas respiratórias	Sim	Sim*	Sim (máscara cirúrgica para aqueles que estão perto do paciente)	Não	Não
Contato	Sim	Sim*	Não	Sim	Sim

* Recomendado, mas não indispensável para os pacientes confinados ao berço. A incubadora pode servir para essas precauções no RN.

** N95: máscara de alta eficiência.

Todos os pacientes devem também ser submetidos a precauções-padrão.

Fonte: Committee on Infectious Diseases, Committee on Hospital Care (1998).[8]

No pronto-socorro, nem sempre existe o ambiente físico necessário para que todas as medidas de isolamento sejam adotadas.[13,14] Assim, recomenda-se o atendimento imediato de pacientes com suspeita de doenças transmitidas por aerossol, como o sarampo, a varicela e a tuberculose (em particular nos adolescentes que, habitualmente, são bacilíferos).[1,12] Esses pacientes devem ter seu destino determinado com rapidez, ou seja, internação em quartos apropriados ou alta para o domicílio. Se houver demora e exposição de outros pacientes, verificar o estado imunológico deles e se são suscetíveis ou não à doença em questão.

Como comentado anteriormente, muitas vezes, no serviço de emergência, não se tem o diagnóstico etiológico de cada paciente. Assim, é preciso tomar precauções com base nas síndromes clínicas apresentadas pelos pacientes (Quadro 14.4).[4,8]

A duração e o tipo de precauções[5] para microrganismos específicos mais comuns nos serviços de emergência pediátricos estão descritos no Quadro 14.5.

Quadro 14.4 – Precauções empíricas recomendadas para as síndromes clínicas até o estabelecimento do diagnóstico etiológico

Síndrome	Patógeno potencial	Precaução
Diarreia	Patógenos entéricos	Contato
Diarreia em paciente com história de uso de antimicrobianos	*Clostridium difficile*	Contato. Utilizar água e sabão para a higiene das mãos
Meningite bacteriana	*N. meningitidis*, *H. influenzae*	Gotículas respiratórias
Meningite por enterovírus	Enterovírus	Contato
Exantemas • petequial, equimótico • vesicular • maculopapular com febre alta e conjuntivite	*N. meningitidis* Enterovírus Vírus da varicela-zóster Vírus do sarampo	Gotículas respiratórias Contato Aerossóis Aerossóis
Infecções respiratórias • Tosse intensa, cianose, apneia • Bronquiolite, faringite	*Bordetella pertussis* Vírus sincicial respiratório, parainfluenza	Gotículas respiratórias Contato
Microrganismos resistentes	Bactérias resistentes	Contato
Feridas e secreção na pele	*S. aureus*, *Streptococcus* do grupo A	Contato

Fonte: adaptado de Kimberlin, et al. (2015) e Committee on Infectious Diseases, Committee on Hospital Care (1998).[4,8]

Quadro 14.5 – Tipo e duração das precauções* recomendadas para os principais agentes e doenças infecciosas em pacientes na faixa etária pediátrica

Infecção, condição, agente	Precauções	
	Tipo	Duração
Abscesso Drenagem abundante, celulite	C	DD
Adenovirose	R, C	DD
Caxumba	R	Até 5 dias após o início de edema da parótida
Coqueluche	R	Até 5 dias após o início da terapêutica adequada (ou 3 semanas nos não tratados)

(continua)

Quadro 14.5 – Tipo e duração das precauções* recomendadas para os principais agentes e doenças infecciosas em pacientes na faixa etária pediátrica (continuação)

Infecção, condição, agente	Precauções Tipo	Duração
Diarreia (criança não continente)	C	DD
Enterovirose	C	DD
Escabiose	C	T 24 horas
Estafilococcias		
Diarreia, enterocolite	P	
Furunculose	C	DD
Pele (feridas, queimaduras):		
• extensa	C	DD
• limitada	P	
Pneumonia	P	
Síndrome da pele escaldada	C	DD
Estreptococcias		
Furunculose	C	DD
Pele (ferida, queimaduras)		
• Extensa	C, R	T 24 horas
• Limitada	P	
Pneumonia	R P	T 24 horas
Hepatite viral		
Vírus A	C	DD
Herpes simples	C	DD
Herpes-zóster	A, C	Até que todas as lesões estejam sob a forma de crostas
Impetigo (disseminado)	C	DD (todas as lesões secas)
Influenza sazonal	R	DD (5 dias após o início dos sintomas)
Influenza pandêmica	R	Até 10 dias após o aparecimento dos sintomas, mais tempo em imunocomprometidos. Utilizar máscara N95 quando houver exposição a procedimentos que geram aerossóis
Micoplasma (pneumonia)	R	DD
Meningite		
Asséptica		
Bacteriana por Gram-negativos	P	
Fúngica	P	
H. influenzae (também na suspeita)	P R	
Listeria monocytogenes	P	T 24 horas
Meningocócica (também na suspeita)	R P	T 24 horas
Pneumocócica	P	
Tuberculosa	P	
Outra causa bacteriana		
Microrganismos multirresistentes (infecção ou colonização)	C	DD (verificar a importância epidemiológica do microrganismo)
Parainfluenza	C	DD

(continua)

Quadro 14.5 – Tipo e duração das precauções* recomendadas para os principais agentes e doenças infecciosas em pacientes na faixa etária pediátrica *(continuação)*

Infecção, condição, agente	Precauções	
	Tipo	Duração
Pediculose	C	T 24 horas
Pneumonia		
Adenovírus	R, C	DD
Fúngica	P	
H. influenzae	R	
Legionella spp.	P	T 24 horas
Micoplasma	R	
Pneumococo	P	DD
P. jirovecii	P	
S. aureus	P	
Streptococcus do grupo A	P	
Rubéola	C	Até 1 ano de idade (na congênita), a não ser que duas culturas virais (nasofaringe e urina) sejam negativas após 3 meses de idade
Sarampo (todas as apresentações)	A	Até 4 dias após o início do exantema nos imunocompetentes e durante toda a internação nos imunocomprometidos
Tuberculose		Suspender as precauções após 3 baciloscopias negativas ou se o diagnóstico de tuberculose for afastado
Extrapulmonar, com ou sem drenagem	P	
Pulmonar (também na suspeita)	A	
Varicela	A, C	Até que todas as lesões estejam sob a forma de crostas
Vírus sincicial respiratório	C	DD

A = precauções por aerossóis; C = precauções de contato; P = precauções-padrão; R = precauções respiratórias; DD = durante toda a duração da doença, em feridas até o desaparecimento das secreções; T = tempo especificado após o início do tratamento apropriado.

*Algumas doenças exigem somente precauções-padrão: aids, candidíase, citomegalovirose, infecções pela *Chlamydia trachomatis* (todas as formas), conjuntivite, gonococcia (gonorreia e oftamia neonatal), hepatites pelos vírus B e C, leptospirose, micobacteriose atípica, mononucleose (vírus Ebstein-Barr), sífilis (qualquer forma), toxoplasmose.

Fonte: Siegel, et al. (2007).[5]

Higiene das mãos e ambiental

A higiene adequada das mãos[9,15,16] é a medida mais simples e mais eficiente para prevenir a transmissão de agentes microbianos nos serviços de saúde. Ela pode ser feita por meio da lavagem das mãos com água e sabão líquido ou antissépticos ou com a fricção nas mãos de um agente contendo álcool em sua fórmula.

A fricção com álcool gel é mais rápida, age quase imediatamente, é muito eficiente, dispensa a existência de pias e causa menos ressecamento da pele que a lavagem com água e sabão. Não deve ser utilizada quando as mãos estão com sujidades visíveis ou quando houver suspeita ou diagnóstico de infecção/colonização pelo *Clostridium difficile*.[15,16]

O uso de antissépticos no lugar de sabão líquido para a lavagem das mãos é recomendado nas unidades que albergam pacientes graves e/ou imunocomprometidos.[15-17]

As mãos devem ser higienizadas nos cincos momentos preconizados pela Organização Mundial da Saúde:[17] antes e depois do contato com cada paciente, entre procedimentos contaminados e limpos no mesmo paciente, após a remoção de luvas, antes e depois da realização de procedimento invasivos e após tocar os locais ao redor do paciente.

Vale lembrar que, antes da higienização das mãos, todos os objetos, como anéis e relógios, devem ser removidos. As unhas devem estar curtas e o uso de unhas artificiais não é permitido.[15-17]

Para diminuir o impacto do ambiente hospitalar[13,14] na transmissão dos patógenos, é preciso:
- Limpar as superfícies, para que fiquem limpas e livres de poeira e sujidades.
- Fazer limpeza concorrente duas vezes ao dia ou mais, se necessário, e limpeza terminal após a alta, óbito ou transferência do paciente, sobretudo em áreas críticas. Entende-se por limpeza concorrente higienização do piso, remoção de poeira do mobiliário e limpeza completa do sanitário, além de reposição de material de consumo, como sabão, papel-toalha, papel higiênico, sacos de lixo etc. A limpeza terminal inclui higienização e desinfecção de pisos, paredes, teto, janelas, sanitários, camas, colchão e outros itens do mobiliário, além dos dispositivos utilizados pelo paciente, como incubadoras, monitores, oxímetros etc.; a desinfecção terminal está recomendada, em especial, quando o ocupante do quarto estava colonizado ou infectado por um microrganismo resistente.
- Cumprir os regulamentos governamentais sobre a qualidade do ar e da água (incluindo limpeza e desinfecção periódica dos reservatórios), acondicionamento de resíduos, cuidados com a roupa, higiene de alimentos e controle das infestações.
- Dar atenção especial a áreas de grande mobilização de pacientes, como as salas de emergência, em particular, durante surtos de *Influenza* e de vírus sincicial respiratório na comunidade. Recomenda-se a intensificação da limpeza concorrente, principalmente nos locais de muita manipulação, como maçanetas de portas, grades de berço etc.[14]

Limitações e problemas com o uso de precauções e isolamentos

O maior problema é a falta de aderência dos profissionais da saúde às normas já estabelecidas, que têm múltiplos aspectos – desde a falta de equipamento de proteção individual adequado (como luvas de tamanhos variados) até o excesso de tarefas realizadas por um mesmo profissional.[1,4]

O uso dos equipamentos de proteção, às vezes, não é feito de modo apropriado, em razão da falta de treinamento.[18] Isso pode ser visto no uso de máscaras e protetores faciais e começa com a escolha inadequada do dispositivo.[1,4]

Outro aspecto a ser lembrado é o contato de aparelhos de uso do acompanhante, como celulares, e o material utilizado pelo paciente em isolamento, em particular nas precauções de contato.

Vale mencionar, ainda, o excesso de precauções, que, muitas vezes, limita a internação de pacientes, pois o quarto com mais de um leito está "interditado" pela presença de um paciente que não necessitaria de precauções em quarto individual.[3,7]

Em geral, a melhor estratégia para a maioria desses problemas é o treinamento contínuo da equipe de saúde, fazendo que dúvidas sejam sanadas e atitudes sejam incorporadas ao dia a dia.[2,7]

Referências

1. Huskins WC, Sammons JS, Coffin SE. Health care: associated infections. In: Cherry JD, Harrison GJ, Kaplan SL, Steinbach WJ, Hotez PJ. Feigin and Cherry's textbook of pediatric infectious diseases. Philadelphia: Elsevier-Saunders; 2014. p. 3377-419.

2. Safdar N, Anderson DJD, Braun BI, Carling P, Cohen S, et al.; Research Committee of the Society for Healthcare Epidemiology of America. The evolving landscape of healthcare-associated infections: recent advances in prevention and a road map for research. Infect Control Hosp Epidemiol. 2014;35:480-93.
3. Hasegawa K, Tsugawa Y, Cohen A, Camargo Jr CA. Infectious Disease-related Emergency Department Visits among Children in the United States. Pediatr Infect Dis J. 2015;34:681-5.
4. Kimberlin DW, Brady MT, Jackson MA, Long SS, editors. Red Book: 2015 Report of the Committee on Infectious Diseases. 30th ed. Elk Grove Village: American Academy of Pediatrics, 2015.
5. Siegel JD, Rhinehart E, Jackson MJ, Chiarello L.; Healthcare Infection Control Practices Advisory Committee, 2007. Guideline for isolation precautions: preventing transmission of infectious agents in healthcare settings [homepage on the Internet]. Atlanta: CDC; 2007 [cited 2018 Aug 17]. Available from: http://www.cdc.gov/ncidod/dhqp/pdf/isolstion2007.pdf.
6. Sydnor ER, Perl TM. Hospital epidemiology and infection control in acute-care settings. Clin Microb Rev 2011;24:141-73.
7. Yokoe DS, Anderson DJ, Berenholtz SM, Calfee DP, Dubberke ER, Ellingson KD et al. A compendium of strategies to prevent healthcare-associated infections in acute care hospitals: 2014 updates. Infect Control Hosp Epidemiol 2014;35:967-77.
8. Committee on Infectious Diseases, Committee on Hospital Care. The revised CDC guidelines for isolation precautions in hospitals: implications for pediatrics. Pediatrics. 1998;101:e13-20.
9. Loveday HP, Wilson JA, Pratt RJ, Golsorkhi M, Tingle A, Bak A, et al. epic3: National evidence-based guidelines for preventing health care- associated infections in NHS Hospitals in England. J Hosp Infect 2014;86:S1-70.
10. Munoz-Price LS, Banach DB, Bearman G, Gould JM, Leekha S, Morgan DJ, et al. Isolation precautions for visitors. Infect Control Hosp Epidemiol. 2015;36:747-58.
11. Seto WH. Airborne transmission and precautions: facts and myths. J Hosp Infect. 2015;89:225-8.
12. Coia JE, Ritchie L, Adisesh A, Booth CM, Bradley C, Bunyan D, et al. Guidance on the use of respiratory and facial protection equipment. J Hosp Infect. 2013;85:170-82.
13. Brasil. Ministério da Saúde. Agência Nacional de Vigilância Sanitária. Resolução RDC n. 50, de 21 de fevereiro de 2002. Dispõe sobre o Regulamento Técnico para planejamento, programação, elaboração e avaliação de projetos físicos de estabelecimentos assistenciais de saúde. Brasília, DF: Diário Oficial da União; 2002.
14. Weber DJ, Rutala WA. Understanding and preventing transmission of healthcare associated pathogens due to the contaminated hospital environment. Infect Control Hosp Epidemiol. 2011;32:687-99.
15. Boyce JM, Pittet D. Guidelines for hand hygiene in health-care settings. MMWR. 2002;51:1-45.
16. WHO – World Health Organization. Clean care is safer care: the first global challenge of the WHO world alliance for patient safety. Infect Control Hosp Epidemiol. 2005;26:891-4.
17. Pittet D, Allengranzi B, Boyce J; the World Health Organization Alliance for Patient Safety First Global Patient Safety Challenge Core Group of Experts. The World Health Organization guidelines on hand hygiene in health care and their consensus recommendations. Infect Control Hosp Epidemiol. 2009;30:611-22.
18. Posfay-Barbe KM, Zerr DM, Pittet D. Infection control in paediatrics. Lancet Infect Dis. 2008;8:19-31.

Índice remissivo

A

Abscesso(s), 60
    frios, conduta, 121
    quente, conduta, 121
Acesso venoso, 80
Aedes albopictus, 100
Agamaglobulinemias, infecções associadas e síndromes infecciosas relacionadas, 89
Albumina humana, 80
Alergias graves, drogas de escolha nas, 127
Anemia falciforme, 68
Arboviroses, 99
    sinais e sintomas das, 102
Áreas com Recomendação de Vacina, 36
Artrite
    piogênica, 12
    séptica, 2
Asplenia, 68

B

Bacteremia oculta, 2
Barreira hematoencefálica, alteração da, 68
Biologia molecular, 35

C

Calor local, conduta, 121
Carbúnculos, 60
Cardiopatia congênita cianótica, 68
Celulite, 2, 58
    complicações, 59
    conduta, 121
Chikungunya, 103, 115
Choque
    anafilático, 126
    séptico
        "quente", 80
        drogas vasoativas indicadas no, 81
        pediátrico
            definição, 77
            fluxograma de manejo da, 79
Choro persistente, conduta, 123
Cisto dermoide, 68
Citomegalovírus, 93
Clostridium tetani, 130
Coloide, 80
Complexo principal de histocompatibilidade, 13

Conjuntivite, 101
Convulsão febril
    conduta, 124
    drogas, 125
Corticoterapia, 72
Criança
    com febre sem sinais de localização
        abordagem da, 5
        avaliação da, 3
    com idade superior a 1 mês, fluxograma de atendimento de suspeita de, 70
    de até 36 meses com febre sem sinais de localização, estratégia para atendimento e seguimento, 6
Critério de Rochester, 5
    para avaliação de risco em lactentes jovens febris, 7
Culex quinquefasciatus, 100

D

Deficiência de complemento, 68
    infecção associada e síndromes infecciosas relacionadas, 89
Dengue, 114
Derivação ventrículo peritoneal, principais agentes, 68
Descamação das extremidades em "dedo de luva", 116
Disfunção orgânica em pediatria, critérios para definição de, 77
Distúrbios da fagocitose, infecção associada e síndromes infecciosas relacionadas, 90
Doença(s)
    de Kawasaki, 116
    de Well, 28
    do soro, conduta, 122
    exantemática, 107
        diagnóstico, 108
    infecciosas, imunoprofilaxia pós-exposição, 129
    infectocontagiosas, critérios de precauções e isolamentos para crianças e adolescentes com, 139
    inflamatória multissistêmica, 12
    meningocócica, 67
        profilaxia medicamentosa, 73
    neurotrópica, 126
    viscerotrópica, 126
Droga(s)
    de escolha nas alergias graves, 127

vasoativas, 80
    indicadas no choque séptico, 81

E

Ectima, 55
Edema, conduta, 121
Embolia séptica, 68
Encefalite por herpes simples 1 e 2, 72
Encefalopatia após vacina, conduta, 125
Enduração, conduta, 121
EPI (equipamento de proteção individual), 142
Episódio(s)
    febris de acordo com sua duração e periodicidade, classificação dos, 12
    hipotônico hiporresponsivo, conduta, 123
Equipamento de proteção individual, 142
Erisipela, 58
    periorbitária, 58
Eritema
    conduta, 121
    infeccioso, 113
Escarlatina, 115
Escore de Westley, 46
Esplenectomia, 68
Eventos adversos vacinais, 119
    associação causal, 120
    associação temporal relevante, 120
    classificação, 121
    conduta nos, 121
    tipos, 120
Exames da primeira hora, no manejo da sepse, 81
Exantema, 101
    características epidemiológicas das infecções que podem cursar com, 109-111
    leve, conduta, 122
    moderado, conduta, 122
    súbito, 113

F

Falha terapêutica, 45
Faringoamigdalite, 42
    aguda, 42
    bacteriana, 32
        tratamento, 43
    complicações, 42
    diagnóstico, 42
    na infância, terapia antimicrobiana na, 43
    testes laboratoriais, 42
Fasceíte necrotizante, 55, 61
Febre(s)
    amarela, 31
    evolução
        clínica conforme a gravidade, 34
        histórica, 32
        medidas de prevenção, 36
        notificação dos casos de, 35
        métodos diagnósticos, 35
        reações ligadas à vacina, 126
    de *Chikungunya*, 115
    de origem indeterminada, 2
    definições, 1
    familiar do mediterrâneo, 12
    maculosa, 25, 115
        brasileira, 116
    periódica(s), 11, 14
        caso clínico, 11
        diagnóstico, 14
        diagnósticos diferenciais, 15
        etiologia, 13
        fisiopatologia, 13
        hereditárias, 12
        manifestações clínicas, 13
    prolongada, 14
    recorrente, 14
    sem sinais de localização
        abordagem da criança com, 5
        avaliação da criança com, 3
    sem sinais de localização, 2, 14
Furúnculo, 60

G

Gasometria arterial, 81

H

Haemophilus influenzae, antibiótico, 73
Hantaviroses, 30
Hemoderivado, 84
Hepatite(s)
    A, vacina, 136
    B, profilaxia da, 135
    crônica, 23
    fulminante, 23
    virais, 20
Herpes-zóster, 93
Higiene
    ambiental, 147
    das mãos, 147
Hiperglicemia, 81
Hiperimunoglobulinemia D com síndrome de febre periódica, 12
Hipoglicemia, 81

I

Impetigo, 55
    bolhoso, 56
    prognóstico, 56
    tratamento, 56
Implante coclear, 68
Imunidade
    inata, 88
    mediada por células, infecção associada e síndromes infecciosas relacionadas, 90
Imunizações, 129
Imunodeficiência(s), 88
    adaptativa, 89
    celulares, 89
    combinadas graves, 89
    de células T, 89
    humorais, 88
    primária ou secundária, características para suspeita de, 91
Imunoglobulina humana antitetânica, 130

Imunoprofilaxia pós-exposição em doenças infecciosas, 129
Infecção(ões)
    bacterianas graves, 2
    das vias aéreas superiores, 39
    de corrente sanguínea, 92
    de ferida operatória, 64
    de pele e partes moles, 55
    de sítio cirúrgico, 64
    do trato respiratório, 39
    e síndromes infecciosas relacionadas, associadas a deficiências imunológicas de base, 89
    fúngicas, 93
    hospitalares, 139
    nos pacientes imunocomprometidos, 85
    pelo vírus Zika, diagnóstico, 103
    pós-mordedura, 63
    pós-queimadura, 64
    pós-trauma, 64
    prevenção das, precauções e isolamentos recomendados para a, 141
    respiratórias, 92
    urinária, 2
    pelo vírus Zika, 99
    virais, 93
Isolamento
    limitações e problemas com, 148
    viral, 35

L

Lactato arterial, 83
Laringite aguda
    na infância, fluxograma de acompanhamento da, 46
    viral na infância, sintomas, 45
Leptospirose, 27
    casos suspeitos de, 28
    prevenção, 30
Leucócitos, alteração de, 76

M

Meningite(s), 67, 125
    bacteriana(s), 2
        causas, 68
        em crianças com idade superior a 1 mês, fluxograma de atendimento de suspeita de, 70
        quimioprofilaxia dos comunicantes nas, 73
        sem complicação, tempo de tratamento na, 72
        terapêutica antimicrobiana empírica inicial para, 71
    viral, causas, 68
Meningococcemia, 116
Meningoencefalites, 72
Meningomielocele, 68
Microcefalia, 100, 102
Microrganismo, modos de transmissão, 140
Modo de transmissão das doenças, precauções com base no, 142, 143
Monitoração
    da saturação venosa central, 83
    hemodinâmica, 79
Muriçoca, 100

N

Neisseria meningitidis, antibiótico, 73
Neutropenia, 86
Notificação dos casos de febre amarela, 35

O

Osteomielite, 2
Otite média aguda, 43
    conduta terapêutica, 44
    diagnóstico clínico, 44
    na infância, 44, 45
Oxigenação, 79

P

Paciente(s)
    clinicamente doente, 88
    com adinamia, 88
    com febre e neutropenia, 88
    com suspeita ou doença transmitida
        por aerossol, abordagem do, 141
        por contato, 140
        por gotículas respiratórias, 141
    em estabelecimentos de saúde, precauções-padrão aplicadas a todos os, 142
    imunocomprometido, infecções nos, 85
    oncológico, 86
        proposta para atendimento paciente, 92
PCR (*polymerase chain reaction*), 22
Pernilongo doméstico, 100
PFAPA (febre periódica, estomatite aftosa, faringite e adenopatia cervical), 12
Pioderma gangrenoso, 12
Piomiosite, 62
    tropical, 62
Pneumonia
    comunitária
        agentes etiológicos mais prováveis, por faixa etária, 50
        aguda ainda, 49
    conduta nas, 49, 52
    em crianças e adolescentes, comparação entre as principais etiologias de, 51
    sinais e sintomas de, 51
    tratamento
        ambulatorial, 53
        hospitalar, 53
Pneumonia, 2
Poliartralgia, 112
Poliartrite, 112
Pós-operatório de neurocirurgia, 68
Precaução(ões)
    aéreas, 142
    com aerossóis, 144
    de contato, 143
    em pacientes hospitalizados com base na transmissão dos microrganismos, 144
    empíricas recomendadas para as síndromes clínicas, 145
    limitações e problemas com, 148

recomendadas para os principais agentes e doenças infecciosas em pacientes na faixa etária pediátrica, tipo e duração das, 145
respiratórias, 143, 144
Pressão venosa central, 83
Proposta antimicrobiana, 95
Prurido cutâneo, conduta, 122

R

Raiva
   transmissão do vírus da, 132
   vacinas, 132
Rash, 101
Reação(ões)
   de hipersensibilidade do tipo III, conduta, 122
   ligadas à vacina febre amarela
      doença viscerotrópica, conduta, 126
      doença neurotrópica, conduta, 126
   ligadas ao uso da BCG, conduta, 122
   tipo Arthus, conduta, 122
Ressuscitação volêmica, 80
Rickettsia rickettsii, 25
Rinossinusite
   aguda, 39
      tratamento sintomático da, 40
      bacteriana na infância, terapia antimicrobiana na, 40
   na infância, 39
      fluxograma de acompanhamento da, 41
Riquetsioses, 25
Rubéola, 112

S

Sarampo, 131
   profilaxia pós-exposição, 131
Sepse
   agentes etiológicos e terapia antimicrobiana empírica inicial no paciente com, 82
   definição, 77
   fluxograma de manejo da, 79
   manejo inicial, 78
   pediátrica
      esforços de prevenção de, 91
      reconhecimento precoce da, 75
   procedimentos da primeira hora, 78
Sinal
   de Filatov, 115
   de Pastia, 115
Síndrome(s)
   congênita de Zika, 100
   da imunodeficiência adquirida, 90
   da resposta inflamatória sistêmica, 75
      critérios pelo Consenso Internacional de Sepse Pediátrica, 76
   da rubéola congênita, 112
   de acne, 12
   de autoinflamação fria familiar, 12
   de Guillain-Barré, 100, 126
   de Muckle-Wells, 12
   íctero-hemorrágicas, 19
      diagnóstico clínico-laboratorial com vigilância epidemiológica, 19
   nefrótica, 68
   periódica associada ao receptor de fator de necrose tumoral, 12
   periódicas associadas a criopirina, 12
   PFAPA, 13
      critérios diagnósticos para, 15
      tratamento, 16
      tratamento farmacológico para, opções de, 17
   vasovagal, 125
Sorologia, 35
Staphylococcus coagulase negativa, 92

T

Taquicardia, 76
Taquipneia, 76
Temperatura corpórea, alteração de, 76
Tétano, 130
   acidental, profilaxia pós-exposição para, 131
   esquema vacinal para prevenção do, 130
   neonatal, 130

U

Urticária, conduta, 122

V

Vacina
   contra o vírus da febre amarela, 36
   e imunoglobulinas, diferenças entre, 130
   hepatite A e B, 224
Varicela, 113
   em pacientes internados, orientações para implantação de precauções em casos de, 138
   profilaxia da, 137
Vírus
   da dengue, 99, 114
   da encefalite
      de St. Louis, 99
      japonesa, 99
      transmitida por carrapatos, 99
   da febre amarela, 99
   da febre do Nilo Ocidental, 99
   da hepatite
      A, 20
      B, 20
         transmissão perinatal do, 20
      C, 20
      D, 22
      E, 22
   Epstein-Barr, 94
   herpes simples, 94
   Zika, 114
      epidemiologia, 100
      infecção pelo, 99
      infecção pelo, manifestações clínicas, 101
      transmissão, 100